SECOND PREGNANCY

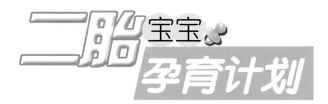

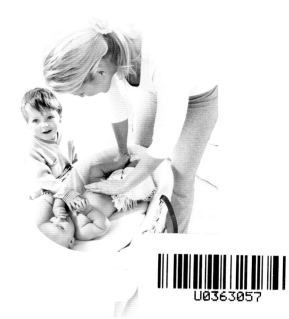

［英］佩妮·普雷斯顿　主编

蒋宗强　译

北京出版集团公司

北京出版社

著作权合同登记号

图字：01−2014−2554

copyright © 2010 Carroll & Brown Limited.London

Translated from the book originally produced by Carroll & Brown Limited,
Winchester House 259-269 Old Marylebone road , London NW1 5RA.
All rights reserved.

Copyright © Chinese translation,Beijing Publishing Group Limited 2015

2015中文版专有权属于北京出版集团公司，未经书面许可，不得翻印或以任
何形式和方法使用本书中的任何内容和图片。

图书在版编目（CIP）数据

二胎宝宝孕育计划 ／（英）普雷斯顿主编；蒋宗强
译. — 北京：北京出版社，2015. 6
书名原文：Second pregnancy
ISBN 978−7−200−11292−4

Ⅰ. ①二… Ⅱ. ①普… ②蒋… Ⅲ. ①妊娠期—妇幼
保健—基本知识②优生优育—基本知识 Ⅳ. ①R715.3
②R169.1

中国版本图书馆 CIP 数据核字(2015)第 072365 号

二胎宝宝孕育计划
ERTAI BAOBAO YUNYU JIHUA
［英］佩妮·普雷斯顿　主编
蒋宗强　译
＊
北 京 出 版 集 团 公 司
北 京 出 版 社　　　　出版
（北京北三环中路 6 号）
邮政编码：100120

网　　址：ｗｗｗ . ｂｐｈ . ｃｏｍ . ｃｎ
北 京 出 版 集 团 公 司 总 发 行
新 华 书 店 经 销
北京利丰雅高长城印刷有限公司印刷
＊
787 毫米×1092 毫米　　16 开本　　9.5 印张　　80 千字
2015 年 6 月第 1 版　　2015 年 6 月第 1 次印刷
ISBN 978−7−200−11292−4
定价：38.00元

质量监督电话：010−58572393
责任编辑电话：010−58572417

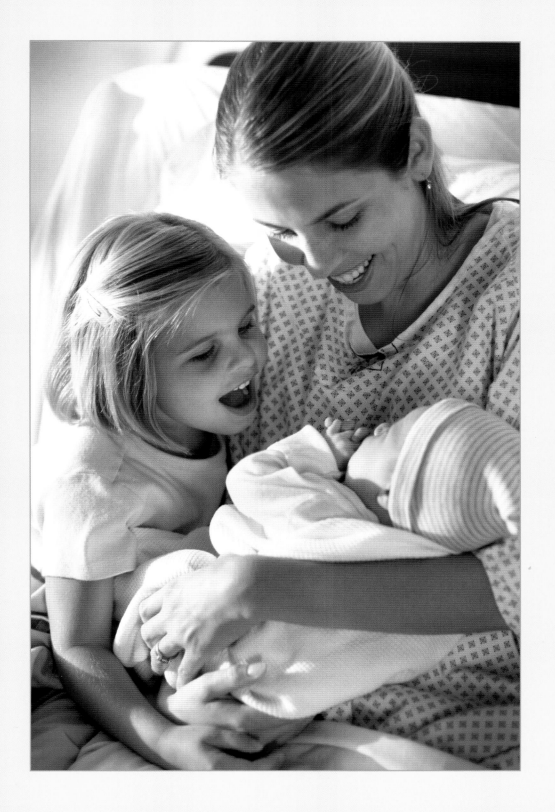

Contents

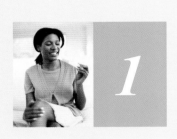
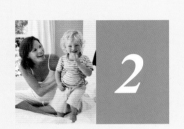
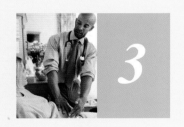
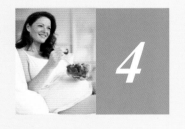

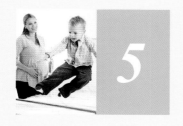

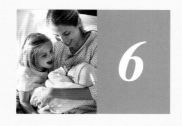

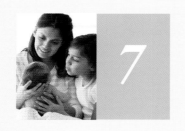

前　言

妊娠纹、乳头疼痛、腿脚肿胀，随后是换尿布、不眠之夜和如厕训练，你想再重复过一遍这种生活吗？真的想吗？

把刚刚出生的小宝宝放在大宝宝身旁，闻着新生儿身上特有的体香，无条件地将自己纯粹的母爱毫无保留地献给小宝宝，再次体验一下那种纯粹的、彻底的快乐。你确信你准备好了吗？当然要准备好！这个世界上，几乎没有任何事情比生个小宝宝更能为你带来特殊体验了。然而，这一次你要考虑更多的因素，比如小宝宝对大宝宝的影响、对你工作和婚姻的影响，以及两次妊娠在医学上的差异，等等。

2003年出版的《怀孕圣经》一书非常新颖，帮助很多准父母度过了首次妊娠，广大读者、孕妈妈，甚至很多医生和助产士都提供了大量积极的反馈信息。这促使我撰写一本关于如何应对二次妊娠的书。二次或多次妊娠会带来很多特殊的问题，比如，一个很明显的问题就是首次妊娠对二次妊娠可能会产生哪些影响。那些针对首次妊娠的书无法

妊娠期间

大宝宝：一确定怀上，就穿上了孕妇装。

二宝宝：尽可能久地穿着日常服装。

三宝宝：孕妇装几乎成了日常的服装。

准备分娩

大宝宝：非常认真地进行呼吸训练。

二宝宝：懒得再做呼吸训练了，因为你记得上一次不管用。

三宝宝：第8个月的时候，为了避免疼痛而直接要求分娩时做硬膜外麻醉。

宝宝的衣服

大宝宝：提前把宝宝的衣服洗好，注意颜色的搭配，整齐地叠好，放在宝宝专用的小衣柜里。

二宝宝：只在意是否干净，把不干净的扔掉。

三宝宝：男孩儿也能穿粉红色的，不是吗？

焦虑

大宝宝：宝宝一不高兴，你就伤心或皱眉头，然后将宝宝抱到怀里。

二宝宝：直到二宝宝的哭声可能把大宝宝闹醒时，你才把二宝宝抱到怀里。

三宝宝：三宝宝不高兴时，也不会妨碍你陪着3岁的大宝宝继续玩儿。

对这些问题做出足够深刻的解答。

二次妊娠期间，女性身体方面会出现更加明显的变化，比如，疲劳感会加重，因为怀着小宝宝的同时还需要照顾大宝宝。除了身体上的变化之外，女性还会出现焦虑情绪，比如担心小宝宝的出生可能会影响大宝宝的情感和行为。

还有很多涉及生活方式的问题也需要考虑一下，比如最理想的妊娠时机、如何才能同时照顾好两个（或更多）宝宝，以及如何应对经济压力，等等。还有一些重要的医学问题，比如，如果你首次分娩是剖宫产，那么二次分娩时要不要尝试一下经阴道分娩，以及两次分娩的差异。

本书还提供了关于锻炼、饮食、如何准备婴儿房，以及如何提高时间利用效率的信息。本书堪称一本非常实用的指导手册，帮你解答关于二次妊娠的问题，消除你的忧虑。我们希望本书能够为你提供鼓励、指导和有用的建议，帮你培养积极的态度，提高二次妊娠的成功率。

最后，我们要告诉你，二次妊娠往往比你想象的容易，第二个宝宝也比你想的容易照顾。

下面是妈妈历经几次妊娠过程后的变化：

外出活动

大宝宝：你会带他去宝宝健身房，去游泳，去逛动物园，去看电影，去听故事。

二宝宝：只带他去宝宝健身房。

三宝宝：只带他去超市和干洗店。

你外出时

大宝宝：请保姆帮你照看大宝宝，外出期间要给家里打5次电话。

二宝宝：出门之前，你才想起给照看宝宝的人留个手机号。

三宝宝：你会告诉保姆，宝宝磕伤出血时再联系你。

你在家时

大宝宝：每天花大量时间深情地注视着宝宝。

二宝宝：偶尔看一下，看看大宝宝是否在挤、戳或打小宝宝。

三宝宝：每天都想躲开宝宝一段时间。

宝宝吞下硬币时

大宝宝：火速将他送到医院，要求做X射线检查。

二宝宝：仔细观察，看看硬币是否已经进入了食道。

三宝宝：吞下一枚，零花钱就少给一枚。

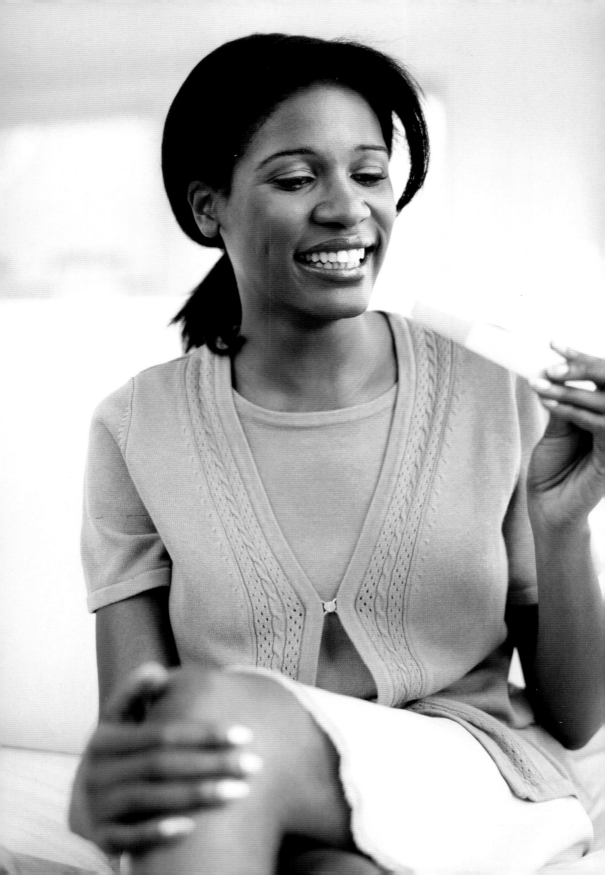

1

成功地怀上第二个宝宝

ACHIEVING A
SECOND PREGNANCY

如果你正在读这本书，那就说明你已经开始考虑要第二个（或第三个）宝宝了。这真是一件令人激动的事。当初怀大宝宝时，你只需考虑自己和爱人就行了，但现在，你的决定将会影响孩子的未来生活。你要考虑很多因素，而且如果无法怀孕，你可能还需要接受治疗。

决定是否再要一个宝宝

在决定是否再要一个宝宝时，大多数人都会进行认真的思考。他们不得不考虑很多因素，包括情感因素、经济因素和现实因素。另一方面，有些事情也非人力所能掌控，这样就会带来诸多问题。

情感方面的考虑

在要第二个宝宝之前，你可能会想：自己以后是否还有足够的时间去陪伴大宝宝呢？其实，这个问题没有绝对正确或绝对错误的答案。再要一个宝宝的话，肯定会影响你和大宝宝相处的时间。但要记住，小宝宝带来的积极影响肯定大于你预感到的负面影响。有一些分身之术可以让你抽出时间去陪大宝宝。（有了小宝宝之后，也可以用这些分身之术去陪二宝宝。）比如，如果你的家人或朋友愿意帮你照顾宝宝，可以请他们帮忙。此外，还要看一下大宝宝的年龄和性格，因为新宝宝的到来会给他带来影响，对于这一点，你要有心理准备。人们所说的"同胞争宠"现象还是有一定道理的，而且这种现象通常会存在很长一段儿时间（另见第14页）。不过你的宝宝们会建立起特殊而持久的亲情，而且学会如何与自己的兄弟姐妹相处也是人生旅途中重要且珍贵的一课。但如果大宝宝年龄还小，可能还不明白小弟弟或小妹妹意味着什么。所以，如果大宝宝的反应不符合你的预期，请不要沮丧。

独生子女

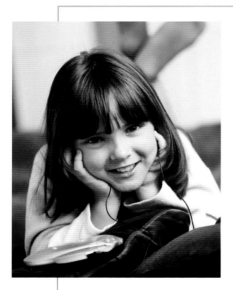

在第二个宝宝到来之前，你的大宝宝便是家里唯一的孩子。如果他到了三四岁仍然没有弟弟或妹妹，你可能担心他会被宠坏，会早熟，会更加习惯于同成年人（而非同龄人）相处。然而，这些情况不一定会发生。一项针对数千名儿童的心理学调查表明，与非独生子女相比，独生子女被宠坏、刻意寻求关注和难以相处的可能性并不高。集父母的宠爱和关注于一身并不会自发地导致他形成自私的性格。一切都取决于家庭教育。事实上，独生子女往往更具领导潜质，做事更加积极主动。在年幼时经常同成年人打交道有助于教会他如何为他人着想，以及如何融入团队。研究结果表明，独生子女和其他孩子一样自信和快乐。

经济方面的考虑

养宝宝需要花很多钱。目前在英国，宝宝出生后，第一年大约需要花费4000英镑。如果养两个宝宝，所需费用肯定更多，你要买更多的食物、纸尿裤、衣服和玩具。如果你重返职场，可能还要承担聘请保姆的费用。此外，居住环境过于拥挤会给人带来压力，所以，如果你现在的房子空间不够宽敞，无法容纳更大的家庭，你可能还得换一套更大的房子。

随着宝宝慢慢长大，你该怎么办呢？你能承担中小学或大学的学费吗？你需要先工作一段时间来为小宝宝攒钱吗？类似的经济问题还有很多。

现实方面的考虑

如果你有两个宝宝，那么很多现实会带来不小的挑战，比如在超市狭窄的过道上"操作"双人婴儿车；如果你住的是两层的房子，还得想办法把两个宝宝弄到楼上去；在给小宝宝换纸尿裤的时候，还要看好蹒跚学步的大宝宝。此外，如果决定再要一个宝宝，那么你打算旅行或重返职场，也可能受到影响。

安排好两个宝宝的饮食起居需要做出充分而细致的规划，如果你不善于料理家务，那么这种情况可能显得很可怕。尤其是第二个宝宝的到来可能会打乱你之前的安排。

但从积极的方面来看，你带大宝宝的经验使你带小宝宝时的自信心得到提升，焦虑感会减少。你已经成为一位"资深妈妈"，再也不用像养育大宝宝时那样为很多细节问题而焦虑。之前让你感到困惑的宝宝护理问题（比如给宝宝洗澡、换纸尿裤、穿衣服），再也不会像过去那样对你构成巨大挑战了。

5 个小贴士——做决定

1 **自己拿主意**。在考虑是否再生一个宝宝时，要听听别人的看法，但最终要自己拿主意。

2 **避免过度规划**。生活并不总是像你规划的那样，比如你怀上第二个宝宝的时间等。

3 **很多事情是不确定的**。虽然有研究表明，孩子的不同年龄段会出现某些相应的行为，但具体到你的孩子，情况可能有所不同。

4 **对宝宝要有积极的心态**。每个宝宝都是独一无二的，他有自己的性格和特质。两个宝宝之间的年龄差距只是影响宝宝性格的一个因素。

5 **尽情享受第二个宝宝带来的乐趣**。无论两个宝宝的年龄差距是否如你事先规划的那样，你都要尽情享受第二个宝宝带来的乐趣。

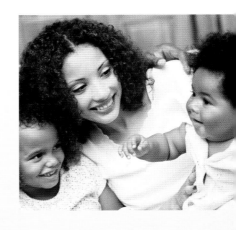

两个宝宝最佳的年龄差距

如果你决定再要一个宝宝，那么至于什么时候要，仍要考虑多重因素，包括医学因素、身体因素、心理因素和现实因素。现在，我们先考虑何时适合要第二个宝宝，接下来再考虑宝宝的年龄差距会产生哪些影响。

两个宝宝之间的年龄差距究竟多少为好呢？其实，这个问题要根据每个家庭的具体情况来确定。这就意味着某个年龄差距可能适合你的朋友或姐妹，但不一定适合你。在考虑什么时候要第二个宝宝时，你要考虑自己和爱人面临的特殊情形，永远不要在别人的压力下做决定。此外，还要从宝宝的角度去想一想。宝宝之间的年龄差距会影响他们之间的关系，进而也会影响你。如果他们之间的互动是积极的，那么全家受益；如果互动是消极的，那么全家都会跟着遭殃。你还要考虑再要一个宝宝对夫妻关系的影响。但要知道无论你事先设想得多么周到，无论你现在如何权衡再要一个宝宝的利弊得失，最终都可能出现变数。

医学研究发现

有趣的是，两次怀孕的间隔期会影响母婴健康。研究表明，从第一个宝宝出生到下一次怀孕的时间间隔，与早产、胎儿宫内发育不良，以及新生儿体重偏低具有一定的联系。如果间隔小于6个月，则出现这些问题的风险最大；如果间隔在18~23个月之间，风险最低；如果超过24个月，则风险会逐渐增加。

如果两次妊娠的间隔很短，妈妈就没有足够的时间从首次妊娠带来的身体压力和营养消耗中康复。研究还表明，如果首次分娩采取的是剖宫产，而且两次妊娠的间隔太短，那么二次分娩时如果试图采用阴道分娩，就会增加子宫破裂的风险。

如果间隔太长，就意味着你的年龄更大，出现染色体异常的概率也随之升高。随着年龄增长，出现超重及其他医学问题的可能性更大，导致妊娠过程更加复杂化。

虽然你不可能在选择二次妊娠的时机方面做到完美无缺，但了解一下可能会出现的问题还是有用的，你可以采取预防措施，尽量获得最佳结果。比如，你应该尽量纠正维生素缺乏症，注意你的体重，多和医生交流，预防早产和新生儿体重偏低的迹象。

宝宝年龄差距的影响

年龄差距无论是大还是小，都会对

> **你知道吗……**
>
> 根据英国2008年的统计数据，只有大约33%的分娩是二胎（14%是三胎，9%是四胎或四胎以上）。要二胎（及三胎）的孕妇大多数是30~34岁。35~39岁及40岁以上的孕妇大多是二次妊娠，而不是首次妊娠。

你的宝宝产生不同的影响。

年龄差距较小

如果宝宝的年龄差距比较小，而且性别相同，就会带来一些经济上的便利，比如，大宝宝的衣服、玩具等物品如果质量还不错，就能再次使用。当大宝宝出生的时候，你已经适应了支出增加、收入减少的情况，如果之后你重返职场，家庭就有了双份收入，这时再要小宝宝的话，承受的经济压力就没有要大宝宝时那么大。

如果宝宝的年龄差距比较小，那么你的生活方式及家人的生活节奏遭到的干扰就比较少。毕竟，你和你的爱人已经习惯了照顾宝宝的生活。对于你们来说，照顾大宝宝的情景可能依然历历在目，似乎并不遥远，你已经接受了一切围着宝宝转的生活，习惯了为了满足宝宝的需要而压抑自己的自由。因此，第二个宝宝的到来将不会给你的日常生活带来什么重大的冲击和改变。

但是，年龄差距较小也有弊端，主要是额外的生活成本，以及父母承受的压力。与只照顾一个宝宝相比，同时照顾两个年龄较小的宝宝对身体的挑战更大。为了应对压力，你要有良好的健康状况，并且身体要从首次妊娠中完全恢复。

年龄差距较大

如果两个宝宝之间的年龄差距比较大，那么生育二胎宝宝之前，你就有更多的时间去照顾大宝宝，这样有助于你积累育儿经验，增加你的信心。你会更加擅长照顾宝宝和料理家务，这对你和宝宝而言都是非常好的。

更大的年龄差距也意味着当小宝宝出生时，大宝宝可能已经上学了，这样你白天就有大量时间和小宝宝相处了，而不必抽时间去操大宝宝的心了。如果大宝宝的年龄足够大了，还可以帮你照顾小宝宝。

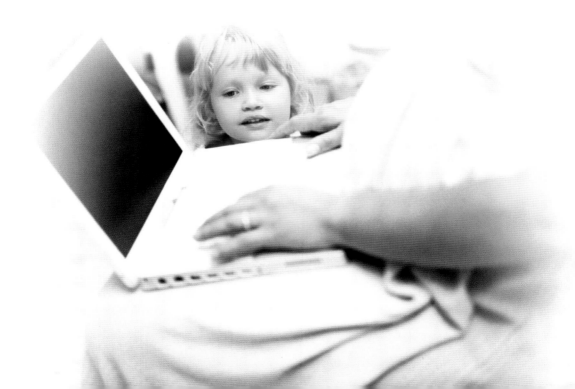

宝宝的年龄差距还会产生其他方面的影响。如果年龄差距只有两岁或两岁以下，那么你就来不及重返职场，也许同时你在要大宝宝之前尚未建立自己的事业。这样一来，你可能会产生失败感和不满情绪，从而会影响你和宝宝的关系。如果宝宝的年龄差距比较大，你就可以在要大宝宝之后重返职场，即便只是暂时的，也会增强你再次休假生育照顾小宝宝的信心。你的宝宝能够感受到你的积极态度。

另一方面，如果两个宝宝的年龄差距较小，他们在成长过程中更容易成为朋友，因为他们的发育阶段非常相似，彼此非常了解，而且比年龄差距较大的宝宝们更懂得分享，更喜欢在一起玩耍。

宝宝的心思

父母的时间和资源都是有限的，每个家庭都是如此。这样一来，宝宝之间就可能产生嫉妒。

这种不良情绪被称为"同胞争宠"。之所以会出现这种情况，是因为宝宝觉得自己必须同他人进行竞争才能得到父母的关注和资源。同胞争宠往往是令人不悦的，许多家庭矛盾的根源就在于此。从未出现过这种问题的家庭可以说寥寥无几。因此，我们应该重视年龄差距与这种现象之间的关系。

小宝宝出生后，同胞争宠的问题可能不会立即出现，因为大宝宝通常会先采取"观望"态度，当他感受到小宝宝的存在带来的威胁时，这个问题才会出现。

同胞争宠

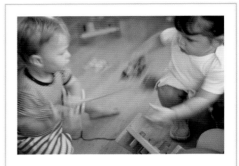

宝宝的年龄差距与同胞争宠现象具有直接的关联。

非常常见：当年龄差距在2~4岁时，这种现象很常见，因为大宝宝能够感受到小宝宝的存在造成的影响。他看到自己的弟弟或妹妹抢走了父母的关注，不满情绪便可想而知了。

不太常见：当年龄差距不到两岁时，这种现象不太常见，因为他们的年龄非常相近，往往具有共同的兴趣，尤其是当他们年龄稍大一些时，共同兴趣可能更多。他们可能更倾向于合作，而不是竞争。如果年龄差距在4岁以上，同胞争宠也不太常见，因为等到小宝宝出生时，大宝宝有自己的事情要做了，有自己的朋友和自己的空间，这就意味着小宝宝对大宝宝原有生活方式的影响比较小。

很少见：如果年龄差距大于10岁，这种现象几乎不存在，因为当大宝宝已经十几岁时，就不会感觉到小宝宝带来的威胁，而更有可能将小宝宝视为有积极意义的"新成员"。

二次妊娠

当你想要第二个宝宝时，你的大宝宝可能已经10个月了，也可能已经5岁或更大了，但无论哪种情况，如果你不知道如何提高受孕的概率，那么你可能会遇到一点儿麻烦。下面的信息可以为你提供一些关于妊娠的基础知识，你可以了解到首次妊娠过程中出现的某些问题可能影响再次受孕。

如果你正在阅读这本书，那么你对妊娠过程显然已经很了解了，毕竟你已经有过一次妊娠经历了。不过，即便首次妊娠非常容易，二次妊娠也有可能发生困难，需要的时间可能要长一些，但也有可能出现首次妊娠困难，而二次妊娠很容易的情况。有一些方法可以提高二次妊娠过程的效率，让你更快地受孕。要提高受孕效率，就要准确地判断排卵期（即卵子从卵巢中排出的时间），让精子在正确的时间邂逅卵子。

什么是排卵

正常情况下，女性的排卵日一般在下次月经来潮前的14天左右。所以，从来月经的第一天算，如果你的月经周期是28天，那么排卵日应该在第14天；如果你的月经周期是32天，那么排卵日应该在第18天；如果你的月经周期是25天，则排卵日应该在第11天。一般来讲，卵子自卵巢排出后24小时内的受精能力最强。因此，你和你的爱人要想办法让精子在卵子排出后

月经周期

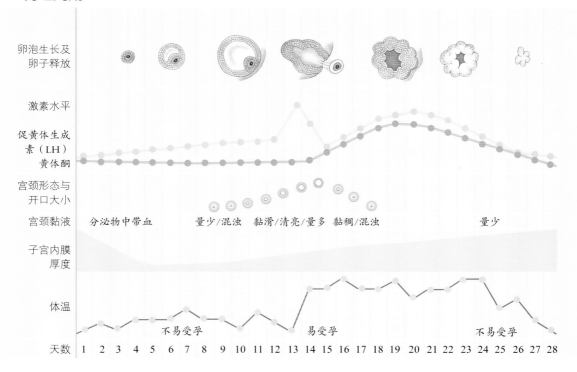

卵泡生长及卵子释放

激素水平

促黄体生成素（LH）黄体酮

宫颈形态与开口大小

宫颈黏液　分泌物中带血　　量少/混浊　黏滑/清亮/量多　黏稠/混浊　　　　　量少

子宫内膜厚度

体温　　　　　　不易受孕　　　　　　易受孕　　　　　　不易受孕

天数　1　2　3　4　5　6　7　8　9　10　11　12　13　14　15　16　17　18　19　20　21　22　23　24　25　26　27　28

尽快进入卵子内，理想的情况是排卵后大约12~24个小时内完成卵子受精过程。要做到这一点，最佳的办法就是把同房时间安排在排卵前12小时内。这样，当卵子经过输卵管向宫腔移动时，精子已经经过阴道、宫颈、子宫到达了输卵管，精卵结合后便形成了受精卵。卵子在输卵管完成受精后，受精卵继续向子宫方向移动，到达子宫腔后就埋藏在子宫内膜里。精子在女性体内的存活时间虽然有可能长达一周，但通常只有1~2天。

如何预测排卵

　　当家里有一个宝宝需要照顾时，你就会发现浪漫的二人时光没有之前多了。由于时间的限制，加上有时会出现身体疲劳，你可能需要一些辅助工具来更好地预测排卵时间，从而在最大限度上提高受孕概率。除了观察身体上的各种变化之外，还有多种多样的工具可以帮助你预测排卵时间（另见第17页）。

年龄的影响

　　显然，当你打算要第二个（或第三个）宝宝时，你已经没有当初要第一个宝宝时那么年轻了。虽然，你可能感觉自己还年轻，但实际上你的身体已经或多或少地出现了老化现象。不幸的是，在妊娠问题上，年龄越大对你越不利，受孕概率会随着年龄增长而衰减，35岁之后更是如此。然而，不要太灰心，因

为根据资料记载，年龄最高的自然受孕的女性是57岁，而且借助体外受精技术，即便60多岁的女性也可以生出健康的宝宝。

　　当你的年龄逐渐增加，受孕时间也会随之增加。女性受孕概率从30岁开始下降，到快40岁时下降得更加迅速。这种下降趋势可能与卵子老化、卵子数量减少，以及激素环境变化有一定联系。此外，生活方式也发挥着重要作用：随着年龄逐渐增加，女性的同房频率可能会降低，而且变胖的可能性比较大，不过这些因素或许在你的控制范围之内。

　　在受孕之前，多和你的爱人相处，多锻炼身体，保持最佳的健康状态，是非常有帮助的。如果你的年龄在35岁以上，努力6个月还没有怀上，就需要去看生殖内分泌专家了。如果你的年龄不到35岁，努力一年还没有怀上，同样需要去看医生。好消息是现在的生殖内分泌专家有很多办法帮助你成功受孕。

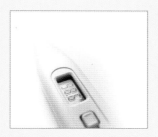

数字基础体温计

你可以根据基础体温的变化来预测排卵日。利用数字基础体温计，你可以跟踪测量基础体温的变化。事实证明，接近排卵日时，你的基础体温会上升。你可以在每天早上起床前做基础体温测量。当脑垂体分泌出一种能够诱发排卵的特殊激素，即"促黄体生成素"（又称促黄体素）时，你的基础体温最低。促黄体生成素分泌出来两天后，你的基础体温会比之前的水平上升0.5摄氏度到1摄氏度。如果你怀孕了，它将保持高位，如果没有怀孕，它就会下降到之前的基础水平。在一些药店可以买到这类特殊的体温计，当体温在峰值趋于稳定后，这种体温计会发出蜂鸣声音提示并锁定温度值。这非常有助于你绘制基础体温图。

排卵试纸

排卵试纸可以检测尿液中促黄体生成素的含量。如果检测结果为阳性（有些试纸会显示出一张笑脸），这意味着你将在24小时内排卵。

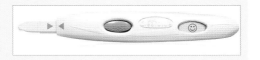

唾液监测镜

越接近排卵日，你唾液中的雌激素水平越高，唾液结晶图像开始出现羊齿状。你将一滴唾液滴到唾液监测镜的镜片上，等5分钟，你就能通过这种特殊的显微镜发现羊齿状的图案，这就预示着你将在24~72个小时内排卵。

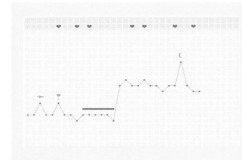

排卵期软件

"技术控"们可能喜欢借助一些应用软件来计算排卵期（在互联网上可以获取这些软件）。这些软件可以帮助你解读基础体温和宫颈黏液的变化，预测出最容易受孕的时间，并且制作成了彩色日历，直观地显示生理周期。

不孕不育症的评估与治疗

一些夫妇发现，虽然他们要第一个孩子时没有问题，但再次妊娠时却遇到了困难。虽然这听起来难以置信，但由于诸多不同的原因，超过100万对夫妇在首次妊娠成功之后面临着"继发性不孕不育症"或其他问题。这些问题的原因可能是妊娠间隔较长、健康状况变化或生活方式变化。很多因素都会影响女性的受孕能力。在不孕不育症病例中，将近2/3是单纯由男方或女方的因素造成的，其余1/3则是由夫妻双方共同的因素或无法解释的因素造成的（见下图）。好消息是辅助生殖技术已经有了很大的进步，出现了很多新的、令人振奋的治疗方法，能够帮助面临不孕不育难题的夫妻实现孕育奇迹。

不孕不育症的评估

男性的生育能力需要具备功能正常的腺体，比如下丘脑、脑垂体及睾丸等。在对男性不育症患者进行评估时，应进行全面的病史评估和身体检查，进行精液分析（包括精子数量分析），有时还需要做血液检查。

在对女性不孕症患者进行评估时，也应进行全面的病史评估和身体检查，通过血液检查看看促卵泡激素、促黄体生成素和催乳素等激素的分泌情况是否正常。此外，还应检查一下卵巢的排卵功能是否正常，通常还需要做其他检查来评估子宫和输卵管的状况，比如通过导管向子宫腔及输卵管腔内注入造影剂，在X射线照射下观察子宫腔形态，

不孕不育症的原因（以性别划分）

英国人类受精与胚胎管理局的研究表明，约32%的不孕不育症是单纯由女性因素引起的，32%是单纯由男性因素引起的，17%是由男女双方的因素共同引起的，其余约19%的原因无法解释，无法断定是男性还是女性因素引起的。

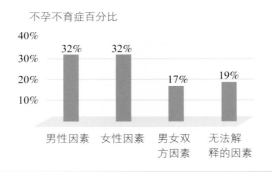

不孕不育症百分比

并了解输卵管是否通畅。此外，也会进行宫腔镜检查，将一根安装有微型摄像头的导管送入宫腔，探查宫腔内的情况。医生也有可能会建议患者去做一些检查来确定基因或染色体是否存在异常。

女性不孕症治疗概述

如果受孕过程受到了体重问题（超重或体重不足）的影响，那么改变体重会有助于提高受孕概率。如果排卵出现了问题，你的医生会尝试通过多种药物来帮助你恢复正常的排卵功能。比如，克罗米酚酸盐就可以促进促性腺激素（比如促卵泡激素和促黄体生成素之类的激素）的分泌，进而诱发排卵。患有多囊性卵巢综合征的患者通常会借助二甲双胍来促进排卵。有时候，通过皮下注射促性腺激素的疗法也可以促进排卵。很多疗法都取得了良好的效果，但会提高女性怀上双胞胎或三胞胎的概率。有时，其他原因，如输卵管问题、子宫肌瘤或子宫瘢痕，可以借助手术方法加以治疗。

男性不育症治疗概述

有些男性不育症是由睾丸问题引起的，或者精子从睾丸向尿道输送过程中出现了问题。小部分是由脑垂体或下丘脑引起的，也有许多是无法解释的。在治疗过程中，可能需要使用促性腺激素，治疗生殖器感染，通过手术解决精索静脉曲张问题（精索静脉血管容易瘀血扩张，形成蚯蚓状的静脉团，这就叫作精索静脉曲张）或男性生殖道堵塞问题。如果男性曾经做过输精管结扎术而后来又想要孩子，那么可以通过手术进行疏通。经过这种疏通之后，超过一半

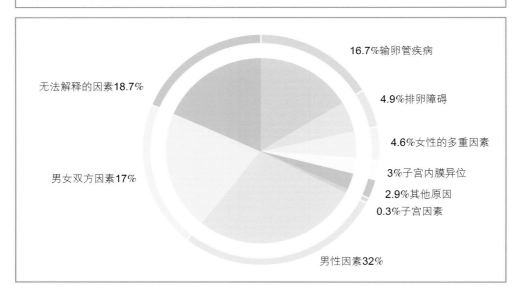

导致不孕不育的因素

16.7%输卵管疾病

4.9%排卵障碍

4.6%女性的多重因素

3%子宫内膜异位

2.9%其他原因

0.3%子宫因素

男性因素32%

男女双方因素17%

无法解释的因素18.7%

哪些情况可考虑体外受精技术

当一对夫妻面临以下问题时，可考虑体外受精技术：

- 男性患有严重的不育症，存在少精、弱精、畸精的问题。如果无精，可考虑使用捐赠者的精子。
- 女性输卵管缺失或不通。
- 女性子宫内膜异位情况十分严重，其他治疗方法均告失败。
- 女性排卵障碍，其他治疗方法无效。
- 不孕不育的原因无法查明，其他方法无效。
- 女性卵巢功能衰竭，无法分泌足够的卵子。
- 女性没有子宫，或者患有其他疾病，以至于不能孕育胎儿，这种情况下，需要找人代孕。

的夫妻能够成功妊娠。

体外受精技术

体外受精技术可以用来治疗不孕症。在这种技术中，女性的卵子在体外，也就是在实验室的培养皿中与精子结合，之后再将一个或多个受精卵或胚胎移植回子宫，从而达到妊娠目标。在体外受精过程中，夫妻可以使用自己的精子与卵子，有时候也可以使用捐赠者的精子与卵子。还有一些情况是，一对夫妇的胚胎可以移植给另一名女性。

简单地讲，在体外受精过程中，首先使用药物增加卵巢分泌出的卵子或卵泡的数量，控制排卵时间。女性要经常去拜访医生，检测激素水平，接受超声扫描，评估卵巢状况。月经周期开始几天之后，通过注射促卵泡激素来刺激卵巢中的卵泡成长。医生选择某个准确的时间点注射人绒毛膜促性腺激素（HCG）促使卵泡成熟，在注射人绒

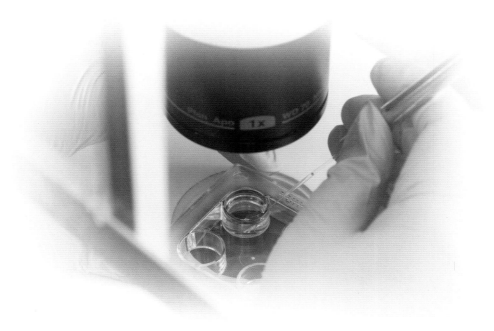

毛膜促性腺激素的36小时内进行取卵。医生经阴道超声仪引导，将取卵针穿过阴道，直达卵巢吸取卵子后，立即在显微镜下将吸取到的卵子移到含有胚胎培养液的培养皿中。一般来讲，大约一半的卵子将完成受精过程。如果男性患有不育症，精子质量太差，精卵无法自然结合，医生就会开展一项名为"卵胞浆内单精子注射"的特殊程序，直接将单个精子注射到卵细胞胞浆内，强迫卵子受精。取卵大约2~5天后，医生用一个非常细的导管将一个或多个受精卵或胚胎经母体宫颈直接移植回子宫内发育着床。移植的受精卵或胚胎的数量取决于胚胎质量、母体年龄、夫妻偏好、妊娠史、流产史，以及之前的体外受精周期。移植过程结束两周后，可通过血检或尿检来测定人绒毛膜促性腺激素水平，以此确定是否已经怀孕。

胚胎移植前的基因检测与诊断

如果你之前的妊娠过程中受到了染色体异常或遗传疾病的影响，那么如果你想阻止这一切再次发生，你可以考虑体外受精和胚胎移植前的基因检测与诊断。根据这项技术，医生从体外受精形成的胚胎上取出一两个细胞，接受基因筛查。传统上，往往是女性怀孕之后，医生借助羊膜穿刺术和绒毛取样对胚胎进行基因筛查。胚胎移植前进行基因检测的优势就在于，可以提前剔除携带高风险致病基因的胚胎，确保移植到母体的胚胎是健康的，但不利之处在于只有在通过体外受精实现妊娠的情况下才能进行，而且很多疾病仍无法检测出来。

选择宝宝的性别

也许你已经有一个儿子，希望有一个女孩儿来平衡一下，或者你已经有了一个女儿，希望给她生一个妹妹一起玩耍。由于不同的原因（既有个人原因，也有医学上的需要），夫妻可能想要控制下一个宝宝的性别。无论是否想要干预宝宝的性别，大多数夫妻（超过90%）都想提前知道宝宝的性别。

性别选择最常见的原因包括个人对特定性别的偏好，实现家庭的男女"平衡"，规避某些由性染色体异常导致的遗传病，或者避免某个性别比较常见的疾病。

不管什么原因，医生都有一定的方法帮助夫妻提前知道胎儿的性别，但成功率不一样，而且英国禁止基于个人偏好的性别选择。唯一一个成功率为100%的性别鉴定办法就是在胚胎移植前进行基因筛查，不过这是一个痛苦和昂贵的过程。

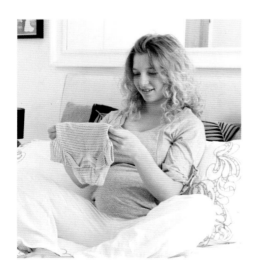

卵子只能提供X染色体，而精子可以提供X染色体和Y染色体，胎儿的性别是由染色体结合情况决定的。当精子Y染色体和卵子X染色体相结合时，则胎儿性别为男性，当精子X染色体和卵子X染色体相结合时，胎儿性别则为

你知道吗……

性别选择

试图影响后代性别的努力从古埃及时期就已经开始了。甚至是古希腊哲学家亚里士多德也曾经参与了建议人们通过某种性交体位来孕育男孩或女孩的活动。

女性。大多数所谓能够影响胎儿性别的"自然"方式都是通过影响阴道内部环境，使其更利于X染色体精子或Y染色体精子与卵子染色体的结合。据民间说法，除了饮食习惯和同房时间的选择之外，不同的性爱体位也有可能影响胎儿性别。

饮食对胎儿性别的影响

理查·波岱尔（Richard N.Podell）与威廉·普拉特（William Proctor）合著的《孕前饮食与胎儿性别》（*Preconception Gender Diet*）一书的理论基础是一对夫妻可以通过在饮食中增加钙与镁的摄入量来提高生女孩儿的概

率，也可以增加钠与钾元素的摄入量来提高生男孩儿的概率，但几乎找不到任何更进一步的科学论证和相关信息，这种理论的实际作用无法验证。

同房时间的选择对胎儿性别的影响

这种说法的理论基础是携带Y染色体的精子游动速度更快，但生存时间没有携带X染色体的精子的生存时间长，但没有任何确凿的数据来证明同房时间会影响胎儿性别。

精子的分类

精子被分为携带X染色体和Y染色体两类。分类方法有很多种。较之于携带X染色体的精子，携带Y染色体的精子头部较小，游动能力较强，携带的负电荷较少。无论是宫腔内人工受精技术，还是体外受精技术，都实现了对精子进行分类，根据实际需要采用携带X或Y染色体的精子与卵子结合。方法有很多种，效果也不一样。胚胎移植前遗传学诊断技术根据精子携带的遗传物质的重量对精子分类。携带X染色体的精子比携带Y染色体的精子重2.8%，这构成了精子分类技术的一个理论依据。如果偏好性别是女性，则成功率为93%，如果偏好性别是男性，则成功率是82%。至于这种技术的安全性和有效性，还需要长期的研究数据来印证。

胚胎移植前遗传学诊断技术

如果一对夫妇向我们在前面所讨论的那样，选择了体外受精，那么他们可以选择通过胚胎移植前遗传学诊断技术来判断胚胎的性别，只有当胚胎性别符合预期时，才会被移植到母体子宫。这种技术在判断胚胎性别方面出现失误的概率比较低。

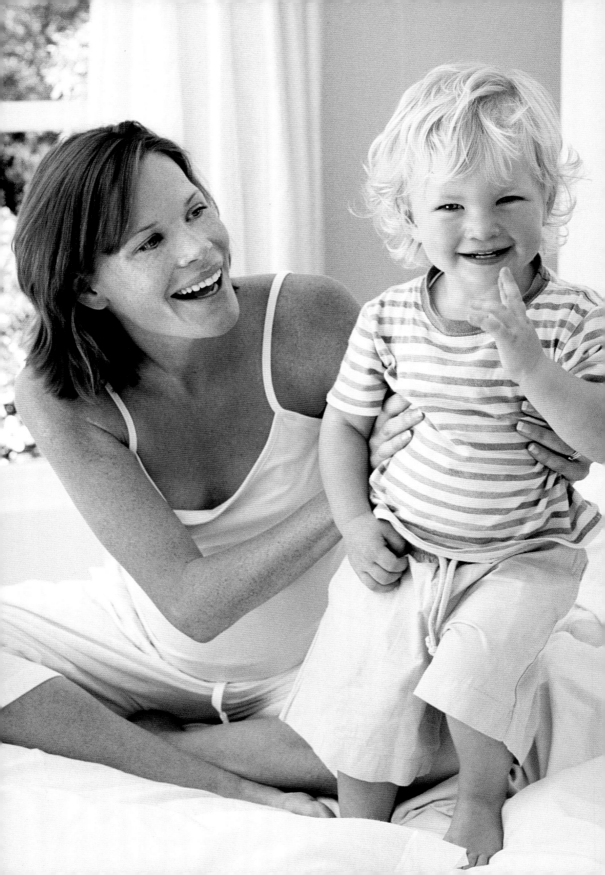

2

既有相似，也有不同

SAME, SAME, BUT DIFFERENT

在二次妊娠的问题上，没有什么固定不变的规律可循，有些情况可能与首次妊娠非常相似，而有些却完全不同。要知道你现在怀的是一个新的宝宝，并且可能出现完全不同的症状。认识到这一点之后，如果出现有别于首次妊娠的症状，那么你就不会慌张了。如果你首次妊娠时出现了严重的晨吐现象，而这一次几乎没有感到恶心，那么你就庆幸自己交了好运吧！虽然二次妊娠与首次妊娠存在一些差异，但二次妊娠的孕妇也会出现一些常见的、共同的情况。

身体方面

疲劳

二次妊娠后，你可能会发现自己不睡个午觉、不抬起双腿休息一会儿就很难熬过一天，而且晚上8点过后就开始产生睡意。其实，有这种感觉的不只是你一个人。很多二次妊娠的女性都会产生严重的疲劳感，特别是在孕期的1~3个月和7~9个月。至于为什么二次妊娠时的疲劳感更严重，原因还不是十分明确，但其中一个原因可能是你没有大把的时间来照顾自己了，你需要照顾你的大宝宝！首次妊娠时，结束了一天的繁忙，回到家之后，你可以躺在沙发上把腿抬起来放松一下，读读书或看看电影。现在，你得陪大宝宝一起玩儿，给他洗澡、做饭，哄他睡觉。此外，你可能发现自己没有时间锻炼身体了，吃饭也吃不好。良好的锻炼和饮食都有助于增强

体力。因此，在这里给你提几个建议：当你感到疲劳时，不要犹豫，要立即寻求家人的帮助，自己好好休息一下；在身边放一些健康的零食；如果可能的话，做些锻炼保持体力（即便散散步也是有益的）。

二次妊娠时显怀时间更早

有些二次妊娠的孕妇朋友一直在问这样一个问题：怎么可能在第10周或第12周的时候就发现自己的衣服太小了呢？此时，虽然子宫仍然在骨盆里面，相当多女性在这个时候看起来像怀孕4个月一样。之所以出现这种过早显怀的现象，不是因为子宫变大了，而是因为首次妊娠导致腹壁肌肉拉伸，变得松弛外凸。在妊娠初期，血液中孕酮含量的升高使胃肠道的蠕动变慢，进而导致腹

身边常备一些对你和大宝宝都健康的零食，可以保证你在忙碌的一天中获得所需的能量

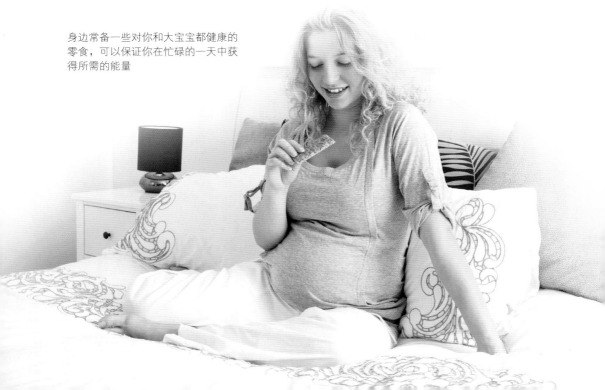

胀和便秘。由于腹壁肌肉弹性降低，在胃肠道的作用下，腹部外凸情况更加显著，结果就导致了过早地显怀。

乳房变化

二次妊娠后，你可能会注意到乳房的一些早期变化，比如乳房产生了酸痛感，变得更加柔软和更加敏感。你在首次妊娠时已经经历过这些情况了，它们提醒你已经怀孕了。不过有些女性的情况比较严重，而有些则比较缓和。此外，还会出现其他一些常见的变化，比如乳房增大，乳房上出现了许多淡蓝色条纹（其实是膨胀的静脉血管），乳头痒痛，偶尔出现搏动性的疼痛。有些女性的乳房在首次妊娠时增大和变软的情况比较明显，而二次或三次妊娠时则不那么明显，这种变化通常与之前的母乳喂养有关。

如果你不那么幸运，感觉很不舒服，那么可以考虑戴一件具有支撑作用的、型号合适的纯棉胸罩。如果你感觉乳房发热发痒，可以尝试冷敷法。

妊娠纹

从医学上来讲，妊娠纹是萎缩纹的一种表现。一半以上的孕妇都会形成妊娠纹。通常出现在腹部，但事实上，身体上任何皮肤短时期内发生拉伸的部位都有可能出现，比如臀部、大腿内外侧和乳房。妊娠纹最初往往是粉红色的，但随着时间的推移，会变成银白色。如果你在首次妊娠期间足够幸运，没有出现妊娠纹，那么二次妊娠时很可能也不会出现。如果你在首次妊娠期间像众多女性一样也出现了妊娠纹，那么你在二次妊娠时往往还会有。但无论是首次妊娠还是二次妊娠，你都可以采取一些措施来降低妊娠纹出现的概率。

由于体重增长过快会增加妊娠纹出现的概率，所以你要注意自己的体重，不要让体重增加太多，并且努力锻炼身体，让你的肌肉保持良好的弹性。

有一些乳膏可能有助于减少妊娠纹。有两种乳膏的功效已经得到了科学研究的证明。其中一项研究使用了西班牙TROFOLASTIN妊娠霜对皮肤进行按摩，这种妊娠霜里面包含积雪草提取物、玉米胚芽蛋白酶解物、α-生育酚、胶原蛋白，以及弹性蛋白水解物。另一项研究使用了一种含有维生素E、泛醇、透明质酸、弹性蛋白和薄荷醇的乳膏对皮肤进行按摩（在互联网上可以搜索出这两种乳膏的详细信息）。一些

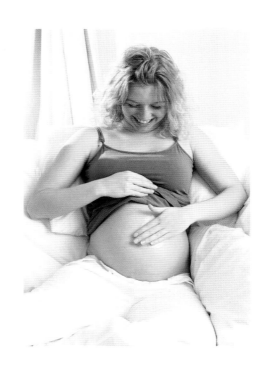

女性也尝试使用维生素E，但其效果尚不明确。如果妊娠纹让你感觉特别苦恼，那么分娩几个月后可以考虑去看皮肤科医生。

静脉曲张

静脉曲张令人十分苦恼，常发生于下肢，有时甚至会发生在大腿部位，静脉血管膨胀后，像一条条蠕虫一样凸了起来，导致皮肤出现瘀青。妊娠过程中，子宫膨胀，对下腔静脉构成了很大压力（下腔静脉的血液直接流入心脏），导致静脉回流受阻、血管膨胀。此外，孕妇静脉血管中的血液量增加，加上孕酮会导致静脉出现一定的松弛，从而进一步加剧了静脉血管的膨胀。如果你首次妊娠时没有出现静脉曲张，那么二次妊娠时可能就没这么幸运了。妊娠次数，以及孕妇年龄的增加往往会提高静脉曲张发生的概率。

你可以采取一些措施来降低患静脉曲张的概率。比如，你可以尽可能多地把双腿放平休息，穿一双护腿弹力长袜，这种袜子在孕婴用品店或药店即可买到，在购买时，有时候需要医生开的处方。这种袜子会持续轻轻地挤压腿部，促进血液回流到心脏，在预防静脉曲张方面具有神奇的效果。

阴道部位的压力感

二次妊娠的女性最常见的不适症状之一就是阴道部位和骨盆下部具有巨大的压力感。这种压力感通常发生在妊娠20周左右，并且于大部分孕期内持续存在。孕妈妈经常担心这种压力感不正常，担心会诱发早产。不要过于焦虑，因为这种压力感通常是子宫膨胀造成的。谁也无法确切地知道为什么女性二次妊娠时的压力感那么强，但很有可能与腹部及盆底肌肉的松弛有关（见下图）。

胎动

大多数二次妊娠的孕妈妈往往在第

盆底肌肉

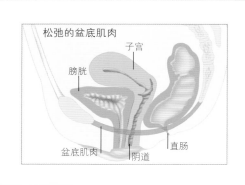
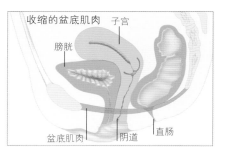

4个月左右就感觉到了胎动，这比首次妊娠时早了很多。这可能是因为二次妊娠的孕妈妈已经了解胎动的感觉，一旦出现胎动，她们就能及时感觉到，而在首次妊娠时，即便出现了胎动，她们可能也意识不到，不确定是由婴儿运动引起的，还是由腹内胀气引起的。但如果你感觉到胎动的时间没有比首次妊娠时提前，也不必担心，因为你对胎动的感觉还会受到其他因素的影响。有时候，胎盘位于子宫前壁，靠近腹部的表面，感觉到胎动的时间则比较晚。

假性宫缩

如果你能感觉到整个子宫明显收缩却不疼痛，这便是"假性宫缩"。这种阵缩往往比较频繁，在二次妊娠时开始的时间比较早，无规律性，无周期性，往往不会有疼痛感。有些孕妈妈在接近孕6个月的时候就能感觉到这种假性宫缩。在孕7个月到孕9个月的时候，这种假性宫缩会给孕妈妈带来一定的疼痛感，这是正常的，并非临盆的征兆。很多二次妊娠的孕妈妈都觉得自己应该知道何时临盆，但她们往往并不是很清楚，无法辨别宫缩是不是临盆的信号。然而，如果你出现了剧烈阵缩，觉得自己要临盆了，一定要叫医生。即便事实证明你的感觉是错误的，也不要觉得尴尬，即便生过六七个宝宝的孕妇在是否真要临盆的问题上也往往判断不准。

压力性尿失禁

在首次妊娠期间，以及分娩之后的一段时间内，你可能出现过几次压力性尿失禁，但在二次妊娠时，你可能发现即便是大笑、咳嗽或打喷嚏，也会更加频繁地导致尿失禁。出现这种现象的部分原因在于盆底肌肉的松弛和首次分娩导致的肌肉萎缩。妊娠期间，膨胀的子宫会对膀胱造成额外的压力，进而加重压力性尿失禁。

如果你觉得这是一个非常严重的问题，可以更加频繁地去卫生间清空膀胱。同时，也可以做一做克格尔体操，以增强盆底肌肉，有助于缓解压力性尿失禁。分娩之后，情况通常会自然好转。

情感方面

成就感

虽然你生完大宝宝后不再期待下一个了，但如果你发现自己意外怀孕的时候，可能依然会产生一种幸福的成就感。如果二次妊娠备孕所需的时间比预期的要长很多，那么这种激动兴奋的感觉会更加强烈。大多数女性朋友都认为既然首次妊娠时一切都是按照预定计划进行的，二次妊娠肯定也会这样。但生活并不总是按照固定的计划进行。正如我们在前面讨论不孕不育症的时候所讲的那样，由于种种原因，二次妊娠可能存在较大的难度。所以，如果你成功实现了二次妊娠，无论妊娠的时机是否如你所愿，无论你花了多久才怀上，都应该感到自豪。不要理所当然地认为自己肯定会怀上。二次妊娠过程中，你的家庭生活会发生很多美妙的变化。

坦然接受宝宝的性别

人们对宝宝性别的态度不尽相同，尤其是对第二个宝宝。如果你还没有生过宝宝，那么对宝宝性别的偏好可能非常微弱，认为顺其自然即可，无论男孩儿还是女孩儿都可以接受，只要健康就好。但对于第二个宝宝的性别，你的态度可能有所不同。毕竟你已经有了一个宝宝，可能会认为再生个异性的宝宝是一个很好的平衡。当然，由于各种原因，也有一些家长对宝宝性别的偏好非常明确。

性别偏好本身没有什么错，但不能让性别偏好影响你对宝宝的抚养教育。

每一个新生的宝宝，无论是男宝宝，还是女宝宝，同样具有获得爱、获得重视、获得安全感的情感需求。要记住，宝宝无法选择自己的性别。如果你在二次妊娠中对某个性别具有特别强烈和明显的期望，那么长期来看，这有可能产生消极的影响。

我们可以想象一下。如果你已经有了一个女宝宝，非常希望二次妊娠能生个男宝宝，那么当男宝宝出生之后，你肯定对他投入极多的感情，这样一来反而让女宝宝感觉很生气。如果女宝宝听到你说男宝宝多么重要，那么她的自尊心就会受到挫伤，她就会感觉自己不那么重要了。相似地，如果第二个宝宝的性别不符合自己原先的期待，那么你的热情可能就会大减。无论哪种情况，如果对某个性别的期待过于强烈，肯定会有一个宝宝受到伤害。

适应不可避免的变化

无论你为第二个宝宝的到来做了多么充分的准备，无论你对自己的育儿技能多么自信，你的家庭生活都会发生一些出乎意料的变化，这会对你造成强烈的情感影响。

首先是经济状况的变化。虽然人们常说多一个孩子不算多，但实际上往往并非如此。你的家庭毕竟多了一个成员，为了照顾小宝宝和大宝宝，你待在家里的时间会更多，水电煤气等各项开支都会增加。随着大宝宝的年龄渐长，留给小宝宝的衣服会越来越少（宝宝越大，衣服磨损越严重），而且如果两个宝宝性别不同，重新买衣服也是一笔不可忽视的开支。此外，如果你生完大宝宝后重返职场，而生完小宝宝后又回归了家庭，那么家庭收入必然会减少，经济因素很容易给你造成压力。

所以，你对未来的期待要现实一点儿。要知道，生完小宝宝后，在相当长一段时期内，你的家庭经济状况会相对紧张。如果你打算重返职场，可能还需要请保姆帮你照顾宝宝，那么这种经济紧张的状况可能会延续6个月，也有可能延续一年。你用来享受生活的时间将会大大减少。但这又有什么关系呢？你暂时付出了一些代价，换来的却是家庭添丁的喜悦。如果你在两次妊娠之间尽可能地省吃俭用，有助于帮你缓解小宝宝出生后造成的经济冲击。一直以来，很多调查都表明，夫妻矛盾最常见的一个原因就是经济因素，所以你和你的爱人尽量好好沟通，不要因为钱而发生矛盾。

应对时间压力

除了要应对前面提到的经济因素，还有家庭生活习惯的变化。大宝宝出生后，你的生活可能一度陷入混乱，经过一番努力，终于让生活恢复到了自己可以控制的节奏。大宝宝对生活的冲击刚刚过去，你也学到了一些之前根本不知道的育儿技巧。谢天谢地，一切都非常顺利，而小宝宝的出生又打乱了刚刚恢复稳定的节奏，给你的生活带来了翻天覆地的变化。与之前只照顾一个宝宝相比，现在你要同时照顾两个宝宝，着实

对你的身体构成了更大的挑战。不过别担心，你很快就会发现一切都在你的掌控之中。

你要给自己一点儿时间去调整，尽可能多地让爱人帮帮你。在育儿过程中，除了母乳喂养之外，似乎没有其他事情是妈妈或爸爸的"独家专利"（即使是母乳喂养，也可以让爱人代劳，妻子可以先把奶挤出来，然后去休息，让爱人去给宝宝喂奶）。每天早早地规划好一天的活动，对你的生活也会非常有帮助。

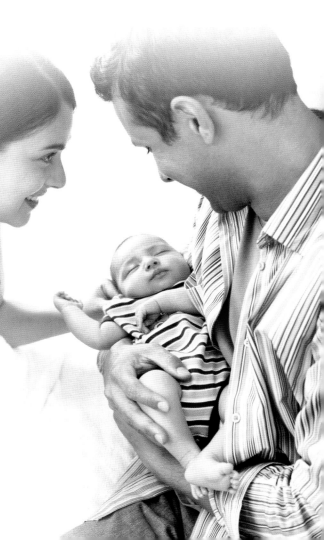

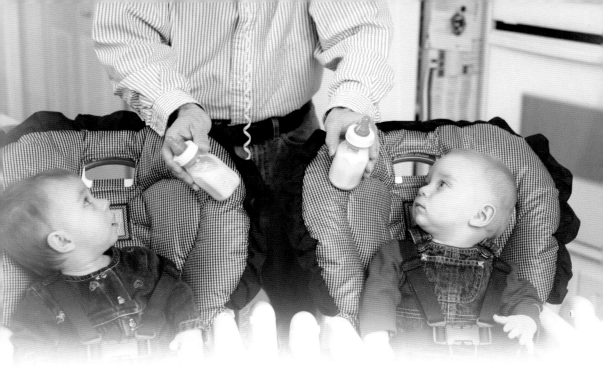

像爱大宝宝一样去爱小宝宝

很多二次妊娠的妈妈都担心无法像爱大宝宝那样去爱小宝宝。如果现在你的头脑里产生了这种想法,那么请不要担心,不止你一个人有这种担心。毕竟你已经同大宝宝培养了深厚的感情,而且大宝宝已经在你家里占据了最重要的地位,很难想象你会立即对另一个宝宝产生同样浓厚的爱意。

但不要担心,等小宝宝出生后,你肯定会像爱大宝宝一样去爱小宝宝,你可以做得到。小宝宝会有自己独特的优点与缺点,你也会以不同的方式去表达自己的爱。这是父母对子女的天然亲情。实际上,所有父母都有能力去爱多个宝宝。如果大自然没有赋予女性同时爱多个宝宝的能力,就不会让她具备生

育多个宝宝的能力。如同之前照顾大宝宝那样,你也会用爱去照顾小宝宝,慢慢熟悉小宝宝的性格,自然而然地适应小宝宝的需要。请回想一下,在大宝宝出生之前,你是不是也曾经担心过三口之家与二人世界差别太大?是否曾经担心过不会适应母亲的角色?然而,生活最后不是很快就恢复正常了吗?第二个、第三个或更多宝宝出生后,也会发生同样的情况。你需要做的只是让自己放松下来,顺其自然就好。做真实的自己,这才是第二个宝宝想要的妈妈。你将发现自己同样有能力与小宝宝建立牢固的情感纽带,就像和大宝宝建立的那种纽带一样。

养育双胞胎

双胞胎给父母带来了双倍的惊喜，也带来了双倍的辛苦。照顾好两个宝宝的日常生活的确很有挑战性，再加上需要照顾大宝宝，则完全又是另一番情景。如果你二次妊娠时怀的是双胞胎，也不要惊慌。

多寻求帮助。如果有人主动给你提供帮助，就坦然接受。即便对于最称职的父母而言，同时照顾两个几乎同样年龄的小宝宝吃喝、洗澡、换尿布、洗衣服、睡觉、玩耍，而且另外还要照顾大宝宝，着实是一件颇具挑战性的事。正是由于这个原因，你应该多寻求他人的帮助，比如你的爱人和亲友。如果你足够幸运，有人主动提出帮你，那就接受。这并不意味着你无力依靠自己的力量照顾好宝宝。照顾宝宝的过程充满了无穷无尽的要求，如果你想有效应对，那么寻求他人帮助是一个有效的办法。

如果你抽出时间同每个宝宝单独相处的话，你就会同他们建立一种特殊的关系，你会收获更多的幸福感，压力感也会减轻。当你需要同时照顾两个小宝宝时，你的时间就比较紧张。你大部分时间可能都用来应对日常家务了，以至于无暇他顾。然而，无论你在白天拥有的时间多么少，尽量和宝宝单独相处一会儿，而非总是和他们共同相处。

对自己有信心

无论你多么担心无法应对小宝宝带来的情感冲击，要知道你在育儿方面已经有过一次"良好记录"了。你在首次妊娠的早期已经对自己有了很好的了解，还学到了新的护理和管理技巧。你应该在这种坚实的情感基础上去照顾第二个宝宝，而且你应对自己有信心，相信自己能够很好地应对同时照顾两个宝宝带来的心理压力。

关键决定

宝宝出生之前，你可能需要做出某些决定，这些决定会影响你和你的宝宝。如果你怀的是一个男宝宝，那么你可能需要决定是否让他接受割礼（包皮环切术）。近年来，由于技术的进步，保存和储藏婴儿的脐带血也变成了现实，或许你想做这件事。

割礼

所谓割礼，就是指切除多余的包皮，即覆盖在阴茎头处折叠成双层的皮肤，是自《圣经》时代以来就广泛存在的一个习俗。传统上，犹太教为出生后第8天的男婴举行割礼仪式。伊斯兰社会中，

男孩儿接受割礼时的年龄要大一些。

研究表明，男孩儿在接受割礼后，患上尿路感染、龟头癌，以及感染性、传播性疾病的概率会略微降低，在同感染艾滋病病毒的伴侣进行无防护性爱后，感染艾滋病病毒的概率也有所降低。这种小手术的另外一个好处就是清洗龟头更方便，个人卫生得到改善。割礼可以避免包皮过长带来的不适感。

另一方面，有些人认为割礼是一个痛苦的、不必要的做法。对于男孩儿而言，尿路感染不是很常见，龟头癌也是极其罕见的。清洗龟头也没有多大难度。两三岁时，包皮将退回到龟头之

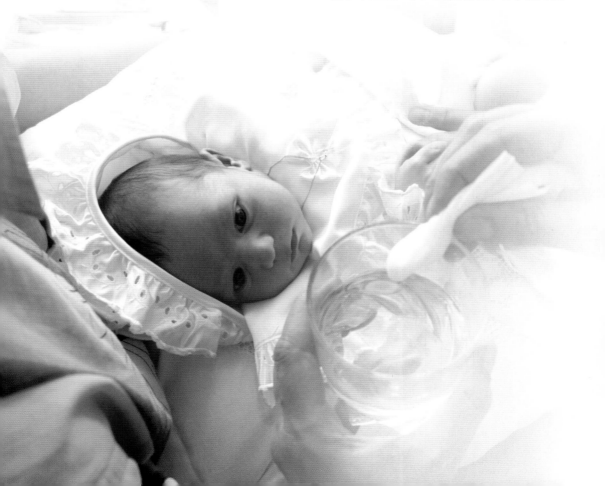

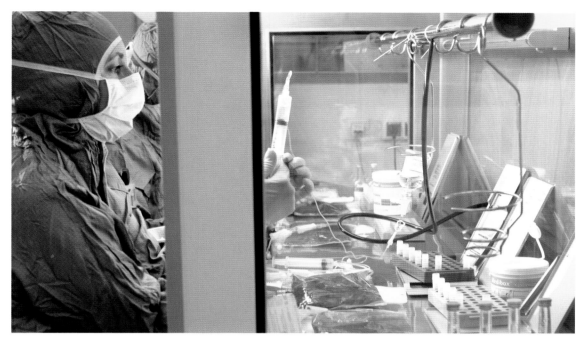

储存和处理脐带血的实验室

后，这样就可以进行适当的卫生护理了。包皮过长并不常见，而且很容易治疗。出血和感染的情况非常少。

割礼既有好处，也有一些并发症。这个小手术会令人感觉很不舒服，但如果使用了麻醉，并不是很痛苦。赞成者和反对者几乎是势均力敌，所以你应该看看哪种选择对你和孩子最有利。如果想更方便地清洗龟头或减少感染，那就让宝宝接受割礼。同样，如果出于宗教原因，或者说这是一个家族传统，或如果你想让你的儿子与众不同，割礼似乎是一个合理的选择。另一方面，如果你认为这会给宝宝造成不适感，还有可能带来一些概率低却很严重的并发症，那

就不要让宝宝接受割礼。或许你还得考虑一下你的儿子长大之后会怎么想。

储存脐带血

宝宝的脐带血中含有大量的干细胞，干细胞是生命的种子，能分化成人体的各种细胞，进而构成人体各种复杂的组织器官（如肌肉、肝脏等）。如果宝宝以后需要进行骨髓移植（或需要其他组织细胞），那么他的干细胞将是一个更好的选择，不需要配型，可以避免产生免疫排斥反应的风险，不必终生通过药物来抑制免疫排斥反应。干细胞可用于人工培养，也可冷冻起来以备后用。

如果你的医院的医疗条件可以储存干细胞，那么在分娩后可以从脐带血中将其提取出来。要储存脐带血，需要用到储存机构的专业储存器皿。你可以在分娩前几周与脐带血库签订储存协议，让他们帮你提取和存储脐带血。这种服务是收费的。脐带剪断后，你的医生或助产士将注射器针头插入通往脐带的脐静脉中，抽出脐带血。血液来自于已经同宝宝分离的脐带和胎盘，而不是来自你的宝宝，因此对母亲和宝宝没有任何不良影响。如果你选择不储存脐带血，那么分娩后的胎盘与脐带就没什么用了，会被丢弃。

虽然储存脐带血越来越受欢迎，但并非没有问题。有些后来患上白血病的孩子，其脐带血中已经含有白血病癌前细胞了，所以可能导致二次发病。在英国，国家医疗服务体系内的脐带血库（即骨髓干细胞移植中心）都属于非营利性质的公益机构，他们储存捐献者的脐带血，供世界各地需要干细胞移植的病人使用。私营性质的脐带血库通常位于美国，属于营利性组织，在收费的基础上为顾客储存脐带血，以备未来使用。英国所有脐带血库必须符合《欧盟细胞与人体组织令》，由英国人体组织监管局和英国药品与保健品管理局负责监督执行。

关于二次妊娠常见的错误观念

如果这次妊娠的情况与首次妊娠不同，则意味着这个宝宝的性别也不同于第一个宝宝。

很多女性认为，如果她们首次妊娠过程中出现了恶心呕吐现象，最后生了一个男宝宝，但二次妊娠过程中却没有出现恶心呕吐现象，那么她们认为肯定会生一个女宝宝。此外，很多女性在痤疮、疲劳感等方面也存在同样的推断。其实，这些差异与宝宝的性别并没有什么必然的联系。

哺乳期不会怀孕。

如果你在阅读本书的时候还没有怀孕，那么一定要记住，哺乳期的怀孕概率虽然比较低，但绝不是零。虽然激素刺激泌乳，也能降低排卵的概率，但人与人的情况不尽相同，激素水平存在差异。对于有些女性而言，虽然哺乳期会分泌催乳素，但卵巢仍然会排出卵子。所以，哺乳期也会存在怀孕的可能性。

如果你在阅读本书的时候正处于二次妊娠过程中，是在哺乳期怀上的，那么这时候你就在第一时间知道了"哺乳期不会怀孕"的说法是错误的。

首次妊娠一切正常的话，二次妊娠时很多产前检查就可以不做了。

虽然我们也希望你的二次妊娠像首次妊娠那样顺利和完美，但定期做产检依然很重要，因为二次妊娠可能出现一些首次妊娠没有过的新情况。比如，一些女性在首次妊娠时没有出现过糖尿病，而在二次妊娠时却出现了。此外，尿检和血压检查，以及陈述怀孕症状都是每次产前检查的重要内容。

如果小宝宝是你在大宝宝醒着的时候怀上的，那么两个宝宝就会经常发生冲突。

我们可以告诉你，这种说法完全不正确。首先，谁知道自己怀孕的时候大宝宝是不是已经睡着了？几乎所有的兄弟姐妹之间都会在某个时间发生冲突，这是难免的，所以不要把责任归因于同房的时机。

若大宝宝贪睡，小宝宝也会这样。

虽然我们也希望你晚上能睡个安稳觉，但谁也无法预测新生儿何时入睡以及能睡多久。帮助宝宝养成固定的作息习惯有时候是有用的，但婴儿往往有自己的主意，按照自己的时间表去休息。如果你在哄孩子睡觉方面真的遭遇了困难，那么要毫不犹豫地告诉你的医生或健康随访员，请他们给你提供建议。同时，在小宝宝出生之前，尽量多休息。

小宝宝的体型往往比大宝宝大。

虽然小宝宝的体型可能比大宝宝大，但很多情况下，小宝宝和大宝宝的体型一样大，有时候还没有大宝宝大。在二次妊娠中，你出现妊娠期糖尿病的概率相对高，而且生完第一个宝宝后，你的体重可能增加了，这些因素都会导致第二个宝宝的体型变大。另一方面，在二次妊娠中，如果出现子痫前期，也会导致宝宝的体型变小。

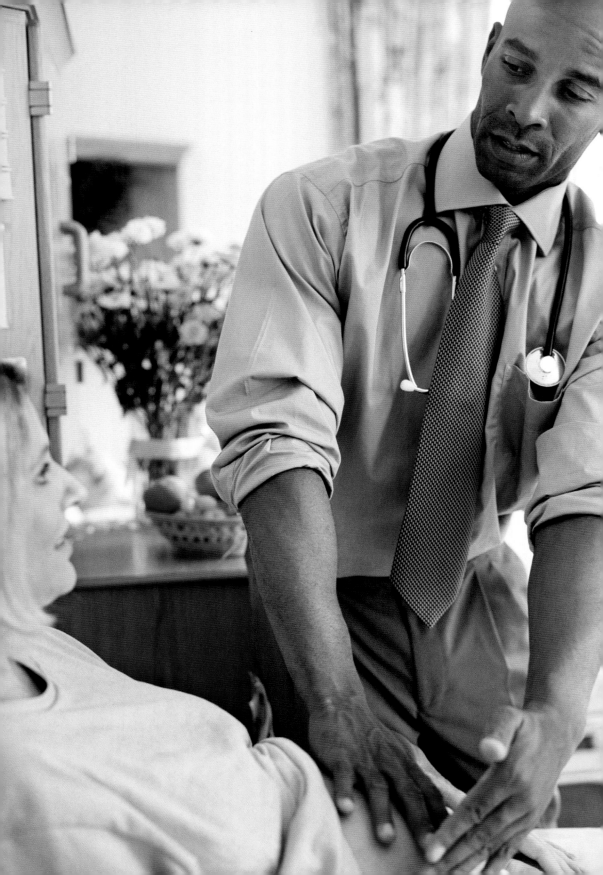

3

产前检查

ANTENATAL CARE

第一次发现自己怀孕时，你可能迫不及待地给医生打电话，尽早约个时间做检查。对于初为人母、激动不已的女性而言，这是很正常的。第二次发现自己怀孕时，女性可能比较懒，做产前检查的时间往往比第一次推迟一些。但不要推迟太久，因为早点儿看医生是很重要的，这样医生可以更为准确地帮你确定预产期。确定预产期的最佳时间是在第一孕期，即妊娠期的前3个月。

产前检查

如果你首次妊娠时一切正常，那么二次妊娠时在产前检查方面可以做出类似的安排，只是次数有可能减少。然而，如果你首次妊娠期间出现了一些并发症，那么二次妊娠时你需要增加拜访医生或助产士的次数，具体增加多少，取决于首次妊娠期间并发症的性质。比如，如果你在首次妊娠期间出现了血压问题，那么你需要在第6个月快结束时增加拜访医生或助产士的次数。后面的表格列出了产前就诊以及主要产检的时间安排，适用于已经有了一个宝宝，而且首次妊娠期间没有出现问题的女性。如果你是多胎妊娠，患有妊娠期糖尿病，或者有其他隐性的疾病（稍后将会谈到），那么可以对这个安排做出调整。

产检场所取决于你选择的医生或助产士。如果你选择的是非公立医院的助产士，那么大部分产检都是在你家里进行，只有在少数情况下会去医院做检查。如果你选择的是公立医院的医生和社区的助产士，那么你大部分检查可能都会在医院进行，你需要去医院接受扫描检查和诊断。如果你联系的是由助产士组成的分娩中心，那么在你妊娠期间，就会有一个助产士小组为你提供护理服务。

如果你在妊娠之前就患有某种疾病，那么你可能需要定期去医院做检查，所有产前护理都会在医院进行。如果孕妇患有心脏病等严重的疾病，则需要两位专业医疗人员同时提供护理，其中一位是心脏疾病方面的专业人员，另一位是妇产科的专业人员。

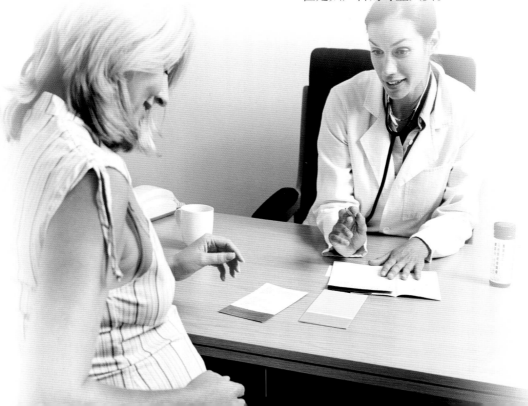

产前就诊和检查时间表

在二次妊娠中，一般情况下有7次基本的产前检查，但检查的总次数和时间可能会有所不同，这取决于你的个人情况以及你选择的医生和助产士的要求。此外，去医院做某些检查是很有必要的。

第10周 首次拜访医生，讨论一些医学问题和生活方式，做基本的血液检查，可能还需要做其他一些筛查。

第10～14周 做超声波扫描来确定胎龄。

第10～13周 绒毛膜取样术。

第11～14周 颈部透明带扫描。

第15～20周 羊膜穿刺术。

第15～20周 做血液检查，评估唐氏综合征的风险。

第16周 随访预约，包括评估检查结果、查血压、做尿检。

第18～20周 通过扫描来检查胎儿是否存在结构异常。

第28周 包括血压、尿检、测量宫高（宫高指从下腹耻骨联合处到子宫底的长度，可用来判断子宫大小以及评估胎儿体重）。

第34周 与第28周时的检查内容类似，但可能需要讨论如何缓解疼痛和如何分娩的问题。

第36周 包括血压、尿检、测量宫高和检查胎位。此外，讨论内容可能包括母乳喂养和分娩后的一些问题，如新生儿护理和新生儿筛查。

第38周 包括血压、尿检和测量宫高。讨论如何应对过期妊娠。

第40周 与第38周的内容类似。

选择医生或助产士

在二次妊娠和分娩过程中，你可能想获得一种完全不同的体验。这可能需要你选择一个新的医生或助产士。如果你刚刚从外国移居英国，或者你上一次是在医院分娩的，那么这一次你可能会考虑在家分娩。

如果你决定在医院分娩，那么你可以选择一个社区医院或者大医院里面的产科分娩中心。如果你打算选择私营的分娩中心，一定要距离医院比较近。这样，一旦分娩过程中出现紧急情况，可以立即转移到医院。分娩中心有时候会提供一对一的护理服务，那里的助产士都具有丰富的经验，能够为高风险产妇、年轻产妇或患有糖尿病的产妇提供分娩服务。

与你的医生讨论后，如果医生认为你的情况适合在家分娩（我们将在第6部分详细讲述在家分娩的相关问题），你可以找一个助产士为你提供产前保健和在家分娩服务。一些医院和附属于医院的分娩中心会提供在家分娩服务。如果可能的话，你也可以聘请私人助产士和私人健康顾问，只是费用较为昂贵。

个性化检查

二次妊娠与首次妊娠的产前检查存在一些相似性，也存在一些差异性，差异程度主要取决于3个因素：两次妊娠的时间间隔、首次妊娠的结果，以及首次分娩后的健康状况变化。

妊娠间隔越长，你的身体和心理变化可能就越大，其间也可能出现新的技术与科学信息。在过去的多年间，妊娠

早期的大部分常规检查都没有发生大的变化，比如，全血计数检查（即血常规检查，看是否存在贫血等症状），以及血型检查等。然而，为了更好地了解你的妊娠情况，有时候医生会增加一些新的检查项目或改变原有的检查项目（见50~55页）。

如果你在首次妊娠期间出现了一些问题，比如早产或子痫前期，医生可能会改变你的产前护理方案。如果你在首次妊娠之后出现了某些疾病（比如高血

孕妇年龄	胎儿出现唐氏综合征的概率
25岁	1:1500
30岁	1:900
35岁	1:350
40岁	1:100
44岁	1:30

压或糖尿病），或者怀的是双胞胎，那么你也需要一个不同的检查方案。

大龄孕妇的产前检查

很多女性在第二次（或第三次、第四次……）妊娠时年龄仍然比较小，但也有一些年龄大的。超过35岁就被称为"大龄孕妇"。年龄引起的主要问题是可能提高胎儿出现染色体异常（比如唐氏综合征）的风险。这类风险从30岁开始升高，35岁以后升高的速度更快。这就意味着你可能更加需要接受一些特殊的检查，比如羊膜穿刺检查，以此来判断胎儿是否存在染色体异常的情况。

如果大龄孕妇身体健康，没有任何疾病，那么她的产前检查方案与年轻孕妇的检查方案基本相同。然而，如果患有高血压、糖尿病等疾病，可能需要增加拜访医生或助产士的次数，需要做些额外的检查，而且有时候你很有可能需要去医院接受专业的检查。

即便对于健康的大龄孕妇而言，出现流产、子痫前期、深静脉血栓或妊娠期糖尿病的风险也会略有提高。她们早产或需要剖宫产的可能性也比年轻健康的孕妇高一些。正是由于这些原因，

你的医生或助产士可能会改变你的产前检查方案。

双胞胎

如果你怀的是双胞胎，那么你不仅需要像单胎妊娠的孕妇那样做最基本的检查和超声波扫描（见46页），通常还需要向专业医生寻求更多的检查与护理，因为多胎妊娠引起的风险比较多。医生可能会根据你的健康状况建议你每个月去医院做一次检查，同时每两周都要请助产士做产前护理。如果你原本就患有某种疾病，比如糖尿病或癫痫病，你的医生和助产士会增加你的产检次数，以确保你和宝宝的健康。

如果你是通过体外受精技术（见20页）实现妊娠的，你的医生也可能希望你多做一些检查。在最后3个月，你还应该接受更多的超声波扫描来检查胎儿的成长情况和胎位。

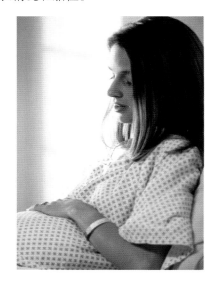

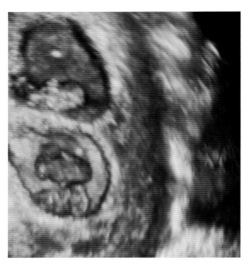

上面是三胞胎的声像图，其中下面那两个胎儿属于同卵双胞胎，位于同一个羊膜囊内，共用一个胎盘，上面那一个胎儿则属于异卵双胞胎，拥有自己的羊膜囊和胎盘

血压检查和尿检具有重要作用，有助于判断是否存在子痫、糖尿病和贫血。

你的检查方案也会因你怀的是同卵双胞胎还是异卵双胞胎而不同。如果你的双胞胎是单卵双胞胎，即由一个受精卵在囊胚期分裂成两个胚胎而发育成两个胎儿，两个胎儿共用一个胎盘及绒毛膜，那么你需要持续接受更多的扫描和检查，因为这种情况有可能导致一种非常严重的疾病，即"双胞胎输血综合征"。如果出现了这种疾病，那么一个胎儿的发育将会以另一个胎儿的牺牲为代价。（双胞胎输血综合征导致一个胎儿的血流灌注较好，长得较大；而另一个胎儿的发育则日趋迟缓，体重不增加——译者注）

如果你的双胞胎是同卵双胞胎，但分别连接不同的胎盘，或者你的双胞胎是不同卵子发育成的异卵双胞胎，那么出现问题的可能性则比较低。双胞胎早产的可能性较大，37周就可以被视为足月了，但也有不少怀双胞胎的孕妇怀到了40周，甚至更久。如果你的宝宝足月了还没有出生，那么你的医生可能会建议采取引产措施。

需要格外注意护理的孕妇

40岁以上，以及存在下列疾病和问题的孕妇需要格外注意护理：

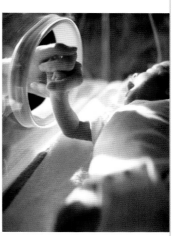

- 心脏疾病，如高血压。
- 肾脏疾病。
- 内分泌疾病，如糖尿病。
- 精神障碍（正在接受药物治疗）。
- 血液病。
- 自身免疫性疾病。
- 癫痫（需要抗癫痫药物）。
- 严重哮喘。
- 使用毒品者（包括海洛因、可卡因和摇头丸）。
- 感染艾滋病病毒或乙肝病毒。
- 肥胖症（孕妇与医生首次接触时的体重指数 ≥30kg/m²）或体重偏轻（孕妇与医生首次接触时的体重指数＜18kg/m²）。
- 吸烟者。
- 特别容易受到伤害或缺乏社会支持者。

妊娠史中出现过下列问题者：

- 习惯性流产（连续流产3次或3次以上，或在妊娠中期4～6个月期间流过产）。
- 早产。
- 严重的子痫前期、溶血性贫血、肝转氨酶升高和血小板计数低（血小板减少综合征）或子痫。
- 有可能发生Rh同种免疫或有其他重要的血型抗体。
- 子宫动过手术（包括剖宫产、子宫肌瘤切除术或锥形活组织检查）。
- 曾两度产前或产后出血。
- 产后出现精神性疾病。
- 怀孕次数过多（超过6次）。
- 曾经发生过死胎或新生儿夭折。
- 曾经有过小于胎龄儿（指出生体重在相同胎龄平均体重的第10个百分位以下的婴儿）。
- 曾经有过大于胎龄儿（指出生体重大于同胎龄平均体重的第90个百分位以上者）。
- 婴儿出生体重低于2.5千克或超过4.5千克。
- 婴儿有先天性异常（结构异常或染色体异常）。

超声扫描

超声波技术运用一种小型的手持换能器，将电能转换成超声波。之所以如此命名，是因为这种波超出了人类的听力范围。超声波先后透过腹部和子宫壁，触及正在发育的胎儿时被反射回来。反射回来的声波经过计算机处理后自动生成宝宝的声像图。由于声像图是不断更新的，所以你还可以看到宝宝在子宫里移动的情景。有些声波也可以穿过宝宝的皮肤，让你看到正在发育的器官。

在妊娠期间，你的医生可能会建议你做多种超声扫描检查。如今，大多数孕妈妈至少做两次超声扫描检查。不过，具体要做多少次，则取决于医生或助产士的偏好以及你的个人情况。比如，如果你怀的是双胞胎，则可能需要多做几次超声扫描检查。

扫描类型

有些超声扫描属于常规检查，有些适用于特殊情况。

常规超声扫描

在孕期前3个月（大概在第10~14周），孕妈妈通常需要做一次超声检查，以确定开始妊娠的日期，并估测预产期。在扫描中，需要测定胎儿的顶臀距（即从头顶到臀部的长度），以便确定胎龄。如果顶臀距超过84毫米，还需要测定头围。超声波扫描除了可以帮助确定预产期之外，还可以让你看到胎儿心脏的跳动，这样就能够确定胎儿发育

是正常的。

对胎儿颈项皮肤透明层厚度的扫描通常也是在孕11~14周进行（见50页）。还有一种全面超声扫描，胎儿从头到脚都会被检查一遍，以便评估器官发育情况。这类扫描通常在孕18~20周进行，因为这时胎儿的器官已经发育到了借助超声波可以看清的程度。超声波技术是不断完善的，所以，如果二次妊娠时的扫描情况与首次妊娠时不同，请不要惊讶。现在，许多先天性异常在妊娠初期就可以通过超声波扫描加以诊断。正是由于这个原因，一些医生会建议你在孕14~18周之间进行全面扫描，但这并不能取代常规扫描，因为在进行全面扫描时，一些器官还没有发育到能够准确评估的程度，必须通过后续的常规扫描才能加以评估。通过超声扫描，除了可以诊断胎儿发育异常情况之外，往往还可以鉴定胎儿性别。

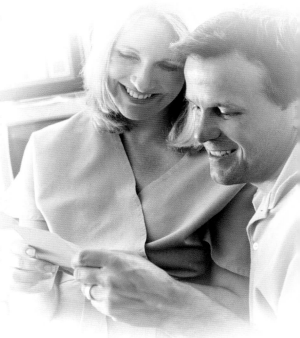

在孕期第32周左右，可以通过超声扫描来评估胎儿发育情况，以确定其体型不会太大或太小。技术人员可能会测量宝宝身体的不同部位，得出各项测量数据，然后可以根据一个公式大致估算出胎儿的体重。

可以通过图表来比较一下你的宝宝与其他相同胎龄宝宝的体重。平均来讲，你的宝宝的体重应该在相同胎龄平均体重的第50个百分位，但第10~90个百分位之间都可以视为正常区间。如果宝宝的体重在相同胎龄平均体重的第10个百分位以下，则属于小于胎龄儿，如果体重大于同胎龄的平均体重的第90个百分位以上，则属于大于胎龄儿。

如果你的医生或助产士认为宝宝发育正常，可能不让你特意做超声扫描来确定胎儿发育是否正常。然而，如果你

的第一个宝宝有发育异常情况，或者你怀的是双胞胎，那么你的医生可能会建议你在妊娠期的后半程定期进行超声扫描，以便及时确定宝宝的发育情况。

以上所述的超声扫描都属于常规检查。不过，你的医生考虑到你的个体情况及首次妊娠的情况，可能不建议你全部做一遍。

非常规超声扫描

对于妊娠期间出现的一些问题，医生可能要通过超声扫描来评估。如果存在下列情况，孕妇就需要接受超声波扫描检查：

- 孕妇阴道出血或疱疹。
- 孕妇觉得胎动没有规律。
- 需要检查羊水量。

如果你的妊娠史中有过早产现象，

非常规扫描中的评估

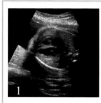 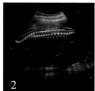 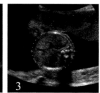 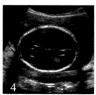 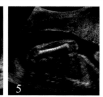

1 2 3 4 5

在这种超声扫描中，超声科医生需要检查宝宝身体的所有器官，获得一些有用的测量数据。

在图1中，可以看到宝宝的心脏。超声科医生将确定心脏约占

1/3的胸腔，并位于胸腔左侧，心尖指向左前，有4个大小正常的心室，主动脉的位置无异常。

在图2中，可以看到宝宝的脊柱，超声科医生将确定脊椎的后棘突沿着脊柱排列，以排

除神经管缺陷。

超声科医生还将使用基线测量法来测量腹围（图3）、头围（图4），以及股骨的长度（图5）。

（上面5张B超图另见第49页。）

或者如果你的宫颈口开得比较早，那么你的医生可能会建议你进行阴道超声扫描，以检查宫颈的长度和外观。

如果你的医生不确定宝宝的发育状况是否理想，那么他可能会推荐一种被称为"生物物理图像"的超声检查。（胎儿生物物理图像指标评分包括胎儿呼吸、胎动、肌力、羊水量、无刺激胎心监护5项——译者注）这种检查通常在孕7~9月之间进行，实际上是对宝宝做的一个全面检查，以确保其在子宫内发育良好。医护人员会根据羊水量、胎动情况等因素进行打分。如果宝宝的得分足够高，这就说明宝宝状况良好，可以在子宫内多待一些时间，你和你的医生也可以放心了。

超声技术的最新进展是三维超声和四维超声。这种技术几乎每天都有令人惊讶的进展。你首次妊娠时可能还没有出现的技术，到二次妊娠时却有可能出现了（只是目前仍然无法每次都用这些最新技术做常规检查）。传统的超声检查是二维超声，提供的是平面图像或照片。然而，顾名思义，三维超声扫描则能够以三维图片的形式展现宝宝。四维超声类似于三维超声，但具有动态可视的特点，这就意味着可以实时看到宝宝在子宫内的动作。医生们发现这项技术具有越来越多的用途，通常用来更明确地显示二维超声无法看清楚的部位。相信将来的某一天，三维超声和四维超声可能会取代二维超声。

多普勒超声可以显示子宫动脉的血流情况，能够帮助医生评估诸如胎儿发育迟缓以及母体高血压等问题。

不同类型的扫描

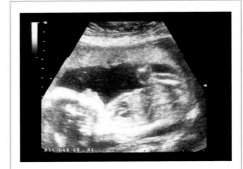

二维超声

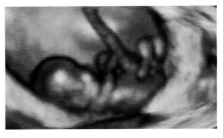

三维超声

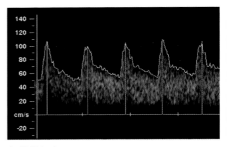

多普勒超声

不同类型的超声波检查在帮助医生评估胎儿发育情况的同时，也能够让父母看到自己的后代，减轻焦虑，更加安心和放松。

超声技术安全吗？

许多妈妈会问："这些超声波对我和宝宝安全吗？"医学超声技术早在20世纪60年代就出现了，大量的研究表明这种技术对母婴都是安全的。由于它使用的只是声波，不会产生辐射，所以不必像惧怕X射线那样担心超声波。超声科医生在利用最新的超声波扫描仪进行扫描时，只需要非常少的声波能量就可以看到宝宝。

超声波有多种好处。如果宝宝一切正常，你就不用再担心了；如果有异常，那么当宝宝还在子宫里的时候就可以诊断出来。有些异常情况在宝宝出生前就可以得到治疗，有些则不能。即便如此，提前弄清楚异常情况仍然是很重要的，宝宝出生后可以及时安排适当的治疗。

因此，根据大量的实践经验来看，超声波是安全的，能给你和宝宝带来很多好处。

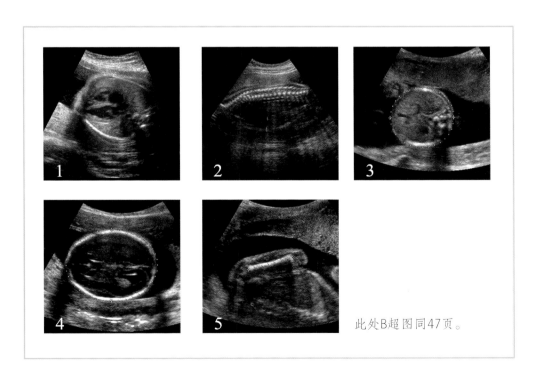

此处B超图同47页。

异常情况的诊断

英国国家医疗服务体系提供的主要筛查是孕11~14周之间的"综合检查"。如果孕妇同医生预约得比较晚，那么到第15~20周之间需要做三联筛查或四联筛查检测。某些地区或某些私营医疗机构也会提供其他筛查。医生会结合筛查结果、妊娠时间和孕妇年龄来评估胎儿患有唐氏综合征的风险。

在检测染色体异常时，有两种常用方法：一种是畸胎筛查，用来评估患有染色体异常的"基础风险"，即与年龄因素有关的风险；另一种是诊断性检查（有时称为侵入性检查），可以直接探查染色体是否正常，准确率接近100%。

所谓筛查，使用的是超声波扫描，或检测血液中的某些物质，或两者结合使用，以评估宝宝出现染色体异常的风险。如果风险高于某个阈值，那么你的医生会建议你对染色体进行诊断性检查，以得到确诊。

筛查的缺点在于有可能漏掉一小部分存在染色体异常的宝宝，而诊断性检查的缺点在于它是侵入性的，有可能导致流产，但概率很小。

畸胎筛查

妊娠期头3个月的筛查通常是在孕11~14周进行，需要用超声扫描测量胎儿颈项皮肤透明层厚度，即胎儿颈后部皮下组织内液体的积聚程度，还需要采集血液样本来测量人绒毛膜促性腺激素和妊娠相关蛋白（胎盘产生的一种物

颈项皮肤透明层厚度和鼻骨长度

在妊娠头3个月的超声波筛查中，需要测量颈项皮肤透明层厚度。所谓颈项皮肤透明层，指的是宝宝脖子后面的那片充满液体的区域（图1标出来的部位）。之后，电脑程序结合母亲年龄和颈项皮肤透明层厚度来评估胎儿患有唐氏综合征的风险，给每位母亲提供一份个性化评估报告。

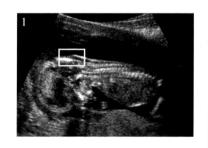

最近的科学研究证明，在妊娠早期，可以通过胎儿是否有鼻骨来评估患有唐氏综合征的风险。在头3个月的筛查中，如果超声波扫描发现了胎儿的鼻骨（图2标出来的部位），那么唐氏综合征的概率就会降低1/3。

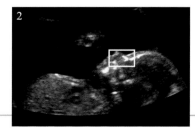

质，是唐氏综合征筛查标记物之一）。妊娠头3个月的筛查能够发现80%~90%的患有唐氏综合征的宝宝。你可以通过几种方式来排查，具体采用哪一种，则取决于你的愿望和医生的决策。

这些测试被统称为"综合检查"。在做完检查几天后就可以拿到结果。如果检查结果表明胎儿出现染色体异常的风险较高，那么你可以做一次诊断性检查，如绒毛膜取样术检查胚胎染色体。

在孕15~20周之间，你需要再做一次综合检查，在孕期头3个月所做的检查项目需要再做一遍，但无法立即得到最终结果，你还需要做一次血清生化检查，检查项目为三联筛查或四联筛查（见下文）。实验室将结合这两次综合检查的结果做出判断，给你一个最终的结果。如果结果表明胎儿染色体异常的概率比较大，那么医生将建议你进行羊膜穿刺术检查。羊膜穿刺术的优点是检出率比较高，而且假阳性率较低（即不大可能在胎儿不存在唐氏综合征的情况下出现误诊）。

如果你没有和医生或助产士及早预约，错过了孕期头3个月的检查（也可能是你不愿意做），那么你仍然可以在孕15~20周之间做三联筛查或四联筛查。所谓三联筛查，指检测血清中的三种成分——甲胎球蛋白、人绒毛膜促性腺激素、游离雌三醇。三联筛查检出率可高达60%以上，但假阳性率将近25%。如果三联筛查检查的结果异常，则通常需要进行超声波检查和羊膜穿刺术来确认。所谓四联筛查，与三联筛查相似，只是增加了第四种物质——抑制素A的水平。四联筛查的检出率为75%~80%，假阳性率为5%。上述4种物质均由胎儿机体产生并进入母体血液循环。

如果你之前做过综合检查或者做过绒毛膜取样术，那么四联筛查就不需要全做，只需检测一下甲胎球蛋白就可以了，因为甲胎球蛋白除了能够帮助诊断染色体异常之外，对于神经管缺陷（如脊柱裂和其他胎儿缺陷）的诊断也具有重要参考价值。

诊断性检查

有些女性可能想跳过上述的超声波扫描和血液检查，直接进行诊断性检查。两种常见的诊断性检查是绒毛膜取样术与羊膜穿刺术。

羊膜穿刺术

一般来讲，孕妇只有在孕15~20周之间可以做羊膜穿刺术。医生在超声波的引导与监测下，用空心针经腹壁穿入孕妇子宫内，从羊膜腔中无胎儿肢体处缓缓抽取20~30毫升羊水。之后在实验室进行6~8天的羊水细胞培养，再用特殊染料染色，之后分析染色体，获得染色体核型图（即染色体排列图案）。得到最终结果平均需要7~14天。

过去，人们认为羊膜穿刺术导致流产的概率高达0.5%~1%，但近来的研究表明真实概率可能比较低，只有0.1%左右。

绒毛膜取样术

绒毛膜取样术是诊断染色体异常的另一种方法，其最佳检测时间为孕

绒毛膜取样术与羊膜穿刺术

绒毛膜取样术（左）与羊膜穿刺术（右）都属于诊断性检查，可以用来诊断疑似病症。有部分医生认为羊膜穿刺术比绒毛膜取样术更常用，因为它对胎儿损伤的风险比较小。在两种检测中，都需要使用超声波来引导医生在子宫中找到正确的位置，以避免对宝宝造成损伤。

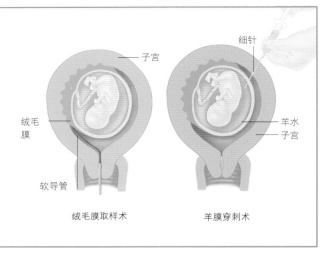

绒毛膜取样术　　　　羊膜穿刺术

10~13周。绒毛膜取样术早在20世纪80年代中期就出现了，但直到近年来，随着孕期头3个月的检查日益普及，绒毛膜取样术才开始流行。比如，如果孕妇在孕期头3个月的检查中发现胎儿染色体异常的风险较高，那么她就会立即选择做一次绒毛膜取样术来得到肯定的答案，而不是焦急地等到孕15~20周去做羊膜穿刺术。如果绒毛膜取样术确认胎儿患有染色体异常，那么孕妇也可以早一点儿终止妊娠，承受的痛苦也会少一些。

绒毛膜取样术可以通过两种途径完成：经腹部或经子宫颈。经腹部类似于羊膜穿刺术。在超声波的引导和监测下，医生运用一根细针插入孕妇正在发育的胎盘中（而不是像羊膜穿刺术那样插入羊膜腔中），取适量的绒毛组织出来。绒毛细胞来自受精卵，其含有的染色体与正在发育的胎儿的染色体一模一样。绒毛组织取出后被送到实验室进行

分析。

通过绒毛膜取样术得到的染色体核型图和通过羊膜穿刺术得到的染色体核型图本质上是相同的。因此，如果你做了绒毛膜取样术，之后就不需要再做羊膜穿刺术了（极其罕见的特殊情况则例外，不在本书讨论范围之内）。

第二种途径是经子宫颈。利用这种方法，医生将内窥镜置于阴道内，撑开阴道壁，以便更加清楚地看到子宫颈。超声扫描人员手持超声波探头，在腹部位置进行扫描，探测出胎盘的位置，然后医生在超声波的引导下将一根非常细的塑料软管经子宫颈插入胎盘，取出适量的绒毛组织。

究竟是采用经腹部法还是经子宫颈法，可基于两个因素来判断。第一个是胎盘的位置。通常来讲，胎盘在子宫内所处的位置常常决定了用哪种方法更方便。第二个因素就是医生的经验和训练。一些医生只接受过某一种方法的训

练或者更加倾向于采取某一种方法。

　　由于羊膜穿刺术属于侵入性检查，所以会造成一定的流产风险（这种风险很小）。目前还不清楚为什么会存在这种风险。很多人认为是因为穿刺术导致了宫内感染，但现在我们知道实际情况并不总是如此。还有人认为这与医生的操作经验有关。虽然经验很重要，即便让最有经验的医生来操作，依然有可能导致流产。大多数医生过去都认为羊膜穿刺术导致的流产概率为0.5%~1%。这些数据来自于20世纪70年代和20世纪80年代早期的研究。很多医生觉得这个流产率被高估了，与他们在日常医疗实践中见到的情况不一致。此外，超声技术在过去数十年间已经得到了大幅改进，使医生能够更加清楚地看到正在发育的胎儿及其周围的结构。因此，医生用针刺入羊膜腔的精准程度也随之提升了。近年来，一些研究表明羊膜穿刺术导致的流产风险可能比较接近于0.1%，比人们之前估测的数据要低得多。

　　此外，一些人之前认为绒毛膜取样术的风险高于羊膜穿刺术的风险，至今仍然有人坚持这一观点。但过去多年对两种方法的对比研究表明，二者导致的流产率没有统计学上的差异。具体选用哪一种方法，应该同医生认真讨论后决定。

基因检测

在妊娠期间也可以做基因检测。由于你的基因不会改变，所以你可能会认为如果在首次妊娠期间做过了基因检测，那么在二次妊娠期间就没有必要再做了。对于囊性纤维化等遗传病而言，如果首次妊娠期间的基因检测表明你没有携带会导致囊性纤维化的基因，那么在二次妊娠期间就不必重复做此项基因检测了。但有些疾病则需要在二次妊娠过程中做进一步检测，而且新的基因检测技术不断涌现，能够诊断的基因疾病越来越多。因此，在每次妊娠时，你可能都需要进行基因检测。

现在，基因检测可以用来诊断脆性X染色体综合征和脊髓性肌肉萎缩症。脆性X染色体综合征是一种遗传病，会导致严重的学习障碍症，男性发病率为1/4000，女性发病率为1/8000。对于任何一个人而言，如果具有学习障碍症家族史，或者存在严重的学习障碍症而找不到具体原因，那么就需要做基因检测，看看是否携带脆性X染色体。患有发育迟缓或自闭症的人可能携带脆性X染色体。如果你的某位家族成员患有这类疾病，那么理想情况下，那位家族成员应该先做一次基因检测，以判断其是否携带脆性X染色体，但医生为了节省时间，可能会直接让你做基因检测。

脊髓性肌肉萎缩症是一种严重的神经肌肉障碍，每10000名新生儿中大约有1人受此影响。它被称为隐性遗传疾病，这意味着夫妻双方必须都携带致病基因时，其所生的孩子才会患上这种疾病。现在，可以通过基因检测来判断一个人是否携带这种疾病的致病基因，但其检出率只有90%。

新的基因检测方法

正在发育的胎儿出现的绝大多数遗传病都是由染色体异常引起的。前面所

遗传性疾病的筛查

在具有德系犹太血统的人群中，一组由基因异常导致的疾病比较常见，这些疾病的发病率大约为1/50000～1/1000（视具体的疾病类型而定）。一对夫妇只有同时携带致病基因时，其子女才会患上这类基因病。这种情况下，可通过基因检测来筛查携带者。新的检测方法也在不断涌现。如果你的家族中有人患下列疾病，那么你应该考虑一下接受基因检测。而且，即便夫妻双方中只有一方具有德系犹太血统，仍然建议这一方进行基因检测。这类基因病包括：

- 家族性黑蒙性痴呆。
- 海绵状脑白质营养不良症。
- 范可尼贫血症（C型）。
- 戈谢病。
- 糖原贮积症。

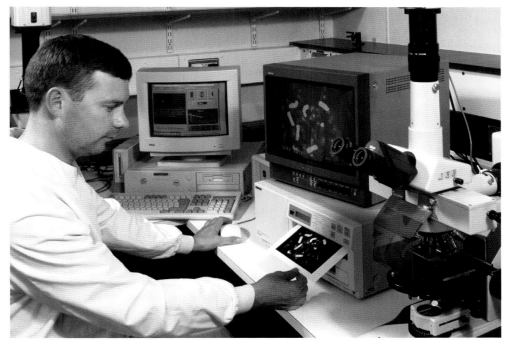
荧光原位杂交法可以凸显某个基因或染色体，以便进行异常筛查

提到的囊性纤维化以及脆性X染色体综合征等遗传病不是很常见。科学家能够识别的基因突变越来越多，很多不太常见的遗传病也可以通过基因检测进行诊断。

近年来出现的一套新的检测方法可以诊断出"染色体微缺失症候群"。这类疾病是由染色体内某个片段的缺失引起的，较为罕见，新生儿中的发病率约为1/50000~1/1500。这类疾病的检测技术采用的是荧光原位杂交法。羊水中的细胞先在实验室培养几天，然后用一种特殊的染料染色，以便进行分析。一般来讲，14天左右就可以拿到最终结果。目前，该症候群大约包括8种疾病，但随着基因检测技术的进步，预计该症候群包括的疾病种类会越来越多。但这种检测不属于常规检测，因此，是否需要做，要和医生认真讨论一下。

最新的基因检测技术有时被称为"微芯片检测"或"微阵列比较基因组杂交技术"，可用于150多种基因变异的检测，包括前文提到的染色体微缺失症候群。

在这种技术中，微量的DNA被置于一个很小的"芯片"上，这种芯片类似于目前电脑所用的那种芯片。如果接受检测的DNA存在芯片所记录的异常，那么芯片就会出现相应的颜色变化。一种特殊的扫描仪可以捕捉到这种颜色变化，并识别出是哪一种异常。这种检测的优势在于只要用微量的DNA就可以检测出多种异常，而劣势则在于操作起来比较复杂，工作量大，成本高昂。

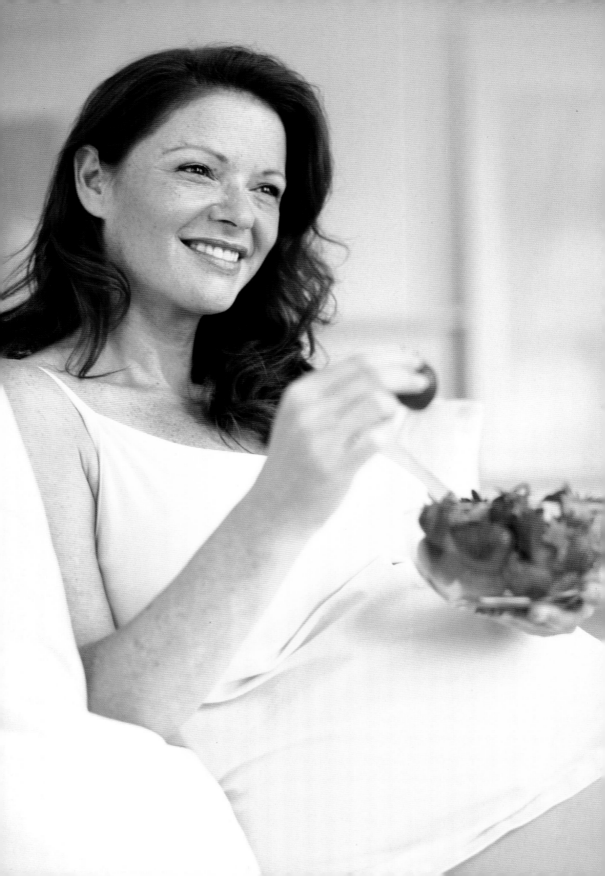

4

照顾好自己和大宝宝

TAKING CARE OF YOUR BODY
AND BABY

在二次妊娠期间，你还要照顾好大宝宝，所以你要保持最佳的健康状态，给正在发育的胎儿创造一个良好的开端。要做到这一点，关键是发现如何才能同时满足自己、爱人和大宝宝的需求，比如寻找适合全家人的健康食物和完全符合自己日程的锻炼方式。你还应该抓住一切机会好好休息和放松。

孕期饮食

在二次妊娠期间，你需要在日常饮食中增加某些维生素和矿物质的摄入量，不能只吃一些高糖食品，要确保食物能持久地提供能量。在怀着小宝宝的同时还要照顾好大宝宝，你的确要有非凡的勇气和体力。

在妊娠期间，尤其是在孕晚期，你可能发现少食多餐比较合适。你的大宝宝可能在每天中午和下午吃一些点心，这种饮食习惯对你们两个都适用。

你需要什么

为了让你自己、大宝宝，以及正在发育的胎儿获取足够的营养，你的餐桌上应该包括多种健康食品，主要包括以下几个方面：

大量水果和蔬菜

至少每天吃5次。请记住，如果吃不到新鲜的水果，可以有其他选择，比如冷冻、干果和水果罐头。

如果你想让大宝宝形成健康的饮食习惯，那么多种多样的水果和蔬菜应该成为其日常饮食的常规组成部分。把蔬菜、水果，如胡萝卜和香蕉切成丁儿，制成水果拼盘就是很好、很便利的办法，便于随手拿起来吃。

不含糖的纯蔬菜汁和水果汁应该是你日常饮食中的重要组成部分，可用的蔬菜与水果有很多种。

大量以谷物为基础的碳水化合物

面包、谷类、意大利面、米饭和土豆（以及水果和蔬菜）应该在日常饮食中占据主要地位。记住，全麦食品是你在孕期的最佳选择，但对于5岁以下的宝宝而言，谷物的比重不能过大，其食谱应该更加均衡一些。

高蛋白食物

蛋白质对于人体的健康成长具有重要作用，良好的蛋白质来源包括猪肉、鸡肉和鱼肉（每周吃两次鱼，其中一次最好是富含油脂的鱼类），以及鸡蛋、大豆和扁豆。某些类型的鱼不能吃或少吃（见64～65页）。

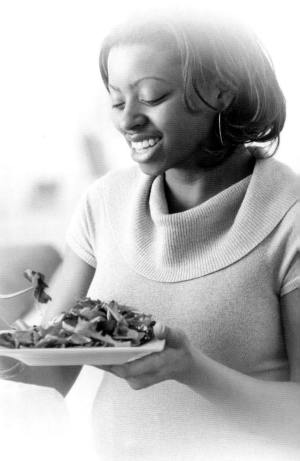

富含钙质的乳制品

钙对胎儿骨骼与牙齿的健康发育，以及大宝宝的成长都具有至关重要的作用。钙还有助于防止高血压。低脂牛奶、酸奶、用巴氏杀菌奶制成的硬质奶酪（如切达干酪和帕尔马干酪）、软质干酪（马苏里拉奶酪、白软干酪、清爽干酪和法式鲜奶油）都是最佳选择。

富含纤维素的食物

便秘是孕妇和儿童的常见问题。多喝水，再多吃一些富含纤维素的食物（包括水果和蔬菜），能有效地帮你避免便秘。其他的纤维素来源包括全麦面包和意大利面（但不要让5岁以下的宝宝吃太多）。

健康的饮品

水、牛奶、蔬菜汁、水果汁和水果茶是最好的。尽量避免含咖啡因的饮料。至少每天喝8杯水，每杯225毫升（大约8盎司）。

少量脂肪和糖

富含饱和脂肪的食物（黄油、猪油和起酥油），以及高糖的食物（巧克力、糖果和蛋糕）应该尽量少吃，因为它们是高热量食物，本质上属于"空心食品"。（空心食品不含矿

健康第一	有益的饮食方式

你自己、大宝宝以及正在发育的胎儿都需要持续不断地摄入营养。因此，不要错过任何一顿饭，这是很重要的。要记住，一顿营养丰富的早餐是健康一天的开始，有助于抑制对高糖食品的需求。

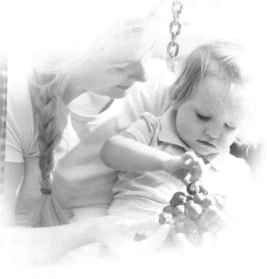

了解更多	5岁以下宝宝的饮食

儿童不能吃太多富含粗纤维的食物，如糙米和全麦面食。这些食物会导致他们闹肚子，影响其肠道对钙、铁等营养元素的吸收。这可能使他们感到疲倦，甚至影响他们的成长。一般来讲，儿童主要应该吃白面包、大米、面食、少量的全麦意大利面和面包，再多吃一些水果和蔬菜。当宝宝年龄大一些之后，可以多吃一些高纤维的食物，但不要给他吃太多富含饱和脂肪的食物（蛋糕、饼干、肥肉和黄油）。

物质、微量元素及氨基酸，导致身体失去构建生命的砖块，也失去了滋养细胞结构的能力。——译者注）这些食物可以让你在短时间内爆发出能量，但很快你就会感到饥饿，想再吃一个。你需要从健康食品中获取能量，使自己长时间保持活力。这类健康食品包括干果、麦芽面包或酸奶。吃太多高糖食品、高脂肪食品或油炸食品还意味着你的体重会迅速增加，而不是你所期望的那种缓慢地、健康地增加。有益的脂肪是不饱和脂肪，其来源包括油梨、鱼、坚果、橄榄、橄榄油、蔬菜和玉米油等。

你要让宝宝多吃一些对健康有益的食物，尽量不要让他吃巧克力和其他高糖食物，这有助于让他形成健康的饮食习惯。一个宝宝的饮食习惯和偏好是在儿童时期养成的。因此，虽然他现在年龄还小，但你必须注重培养他的饮食习惯，这样你们两个都会受益。

有机食品

近年来的食品安全导致购买有机食品成了一个对孕妇颇具吸引力的选择。许多人觉得有机食品的价格高是合理的，因为它们含有的农药、化肥、色素和防腐剂等化学物质少。有些人认为减少孕妇化学添加剂的摄入量可以减少婴儿日后患哮喘、湿疹或食物过敏等过敏反应的风险。此外，有机水果和蔬菜含有的维生素C和其他重要的抗氧化物质（如酚类、花青素等）可能略多一些。这些物质有助于保护你的身体健康，增强身体的免疫力。

如果你的预算不足以购买所有的有机食品，那就确保你吃得最多的食品是有机的，比如牛奶等乳制品、水果和蔬菜。

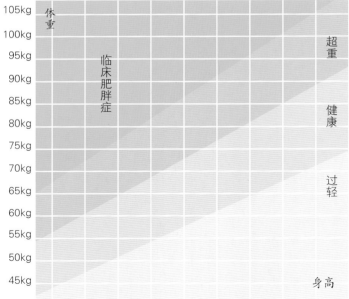

105kg 体重
100kg
95kg   超重
90kg   临床
85kg   肥胖   健康
80kg   症
75kg
70kg   过轻
65kg
60kg
55kg
50kg
45kg   身高
150cm 155cm 160cm 165cm 170cm 175cm 180cm 185cm 190cm

身体质量指数（BMI）

身体质量指数是用身体质量（千克）除以身高（米）的平方得出的数字，是目前国际上常用的衡量人体胖瘦程度，以及是否健康的一个标准。

成人的BMI数值：

过轻：低于19
健康：20~26
超重：27及以上
临床肥胖症：30以上

尽管如此，你也不必完全压抑自己的饮食欲望，偶尔放纵地满足一下自己的口腹之欲也未尝不可。

孕期的特殊要求

在理想情况下，人们可以从健康均衡的饮食中获取所需的全部营养。然而，对于孕妇而言，情况则有所不同。建议孕妇除了从饮食中获取营养之外，还要服用两种维生素补充剂——叶酸（一种维生素B）和维生素D。如果你有晨吐和贫血，或者是一个严格的素食主义者，或者怀的是双胞胎，也可以与你的医生或助产士讨论一下是否需要补充其他维生素。

热量

怀孕不是节食的时候。除非你的身体质量指数超过了27，否则你可能需要在孕期后几个月增加热量摄入。具体需要多少热量取决于你的活动量。一般来说，大多数女性每天需要1800～2100卡，孕期最后3个月每天所需的热量要多出200卡。此外，开始母乳喂养后，每天所需热量要再增加200卡。

叶酸

叶酸是一种维生素B。事实证明，叶酸可以降低胎儿出现脊柱裂和其他神经管缺陷的风险。叶酸片可以有效地补充叶酸（见下文），但要记住在日常饮食中多吃一些富含叶酸的食物，通过饮食摄取的也算是天然的叶酸。这些食物包括绿叶蔬菜、香蕉、糙米、面包以及燕麦片。

母乳喂养的营养需求

如果你正在哺乳期，那么每天需要多摄入大约500卡的热量（妊娠期通常需要多摄入200卡），日常饮食中的营养元素应该更加丰富，维生素和矿物质的摄入量应该比妊娠期增加20%～50%。正在发育中的宝宝需要依赖多种脂肪才能变得强壮有力，而母乳中的不饱和脂肪酸的含量就特别高，是宝宝最理想的天然食品。你的目标应该是：日常需要消耗的30%的热量由单不饱和脂肪酸、多不饱和脂肪酸以及必需脂肪酸构成。最好的脂肪来源是牛奶、乳制品、菜籽油、橄榄油和其他植物油。肉也很重要，但是为了自己的健康考虑，选择瘦肉，而不要吃过分油腻的肉。

水分对你的身体健康和母乳分泌也很重要。随身带一个有刻度的杯子或瓶子，确保每天至少喝8杯水。

妊娠会改变母乳的味道和外观，产后数日分泌的初乳呈淡黄色，稀薄有黏性。虽然这些变化不影响乳汁的营养价值，但随着宝宝逐渐长大，他可能不喜欢这种味道的乳汁。为了新生宝宝考虑，你应该尽量吃多种味道的食物，因为这些食物会直接影响乳汁的味道和外观。研究表明，母乳喂养的宝宝长大后更乐意接受不同味道的食物，而配方奶粉喂养的宝宝则倾向于抵制新的食物。

铁

一些女性在妊娠期会缺铁。因此，在日常饮食中多加入一些富含铁的食物是很有价值的。这些食物包括瘦红肉、绿色蔬菜和豆类。在饮食中增加一些富含铁的食物的另外一个原因是铁补充剂可能会造成便秘。维生素C可以促进人体对铁的吸收。所以你应该多吃一些柑橘类的水果或喝些果汁。咖啡和茶会降低人体对铁的吸收，所以少喝一些是比较明智的。

钙

这种矿物质对骨骼、牙齿、肌肉、神经、心脏等诸多身体组织器官的健康发育具有必不可少的作用。良好的补钙食品包括牛奶、酸奶和奶酪，这些都是宝宝的最爱。半脱脂牛奶（酸奶）是不错的选择，但如果你的宝宝还不到两岁，应该喝全脂牛奶。除了奶制品之外，沙丁鱼、大豆、强化谷物和菠菜也富含钙质。

维生素

事实证明，叶酸（一种维生素B）可以降低胎儿出现脊柱裂和其他神经管缺陷的风险。建议女性从怀孕前3个月到怀孕后3个月期间，每天服用400~800微克的叶酸增补剂。如果你有糖尿病，或大宝宝有神经管缺陷，那么建议加大叶酸补充量。在日常饮食中增加富含叶酸的食物是一种不错的选择，通过饮食摄取的叶酸属于天然的叶酸。

此外，还需要补充维生素D（每天10微克）。维生素D对宝宝的骨骼和牙齿的健康发育具有重要作用。油脂丰富的鱼、蛋黄、强化人造黄油等都富含维

生素D。阳光中的紫外线可以帮助人体合成维生素D，因此，在阳光和煦的时候多到户外晒晒太阳也有助于补充维生素D。

通常建议宝宝在出生6个月后每天都补充维生素A和维生素D。如果他每天喝500毫升以上的婴儿配方奶粉，就不必额外补充了。你可以和你的医生或健康随访员讨论宝宝是否需要额外补充维生素。

如果你决定为自己或宝宝补充维生素，那么一定要根据妊娠需要，以及宝宝的年龄去选择补充剂。

多胎妊娠

在英国，对于多胎妊娠的孕妇的营养，虽然没有具体的指导方针，但人们普遍认为需要在整个妊娠期间额外补充热量和营养物质。事实上，孕妇的体重在前20周如果能有充分的增加，新生儿出生低体重的风险将会降低。美国医学研究所建议，无论女性孕前体重如何，怀上双胞胎之后，最佳的体重增幅为16~20千克。其中，妊娠前3个月会增加2.5千克，之后每周增加0.7千克。如果怀的是三胞胎，你的体重可能会增加约23千克或每周增加0.7千克。

当你怀双胞胎或三胞胎时，体内的血容量会大幅增加，子宫也会更加膨胀，为了给胎儿发育提供营养，你不仅需要补充热量，还需要多补充钙、铁和必需脂肪酸。

在妊娠期间，不仅饮食方面要搭配均衡，营养丰富，还要全面补充一些营养素。如果你怀的是多胞胎，那么从

如何应对孕期恶心呕吐

在二次妊娠期间，由于你还需要照顾大宝宝，所以晨吐比首次妊娠时更加难以应对。目前仍然无法确切地知道晨吐的原因，但激素水平变化、疲劳和嗅觉敏感可能是部分原因所在。可以尝试通过下面的办法缓解孕期恶心呕吐：

- **少食多餐。**你可能会发现这种饮食方式更适合你。确保饮食均衡合理，为自己和胎儿提供足够的营养。

- **清淡饮食，避开辛辣食物。**医生或助产士经常推荐孕妇用姜来缓解恶心呕吐。姜饼配上热柠檬水堪称不错的选择。尽量避免咖喱食品和其他辛辣食品，还有油炸食品，这些往往容易导致恶心。你可能会发现早晨起床前吃几块儿清淡的饼干有助于缓解恶心呕吐的症状。

- **多呼吸新鲜空气。**尽量多去户外走走。这对你和宝宝都有好处。

- **尽量多休息。**疲劳可能是引起恶心呕吐的原因之一。此外，晚上要尽量多睡一会儿。

- **起床动作要舒缓。**早上起床时，多给自己一些时间，起床动作舒缓一些。急匆匆可能会加剧恶心呕吐。

- **不要让身体太热。**体感闷热可能是导致恶心呕吐的原因之一。

- **尽量避开强烈的气味。**做饭时开窗通风。

- **吃自己喜欢的东西。**你要在一定程度上限制高糖食品的摄入，但多吃一些你喜欢的食品有时会有助于缓解恶心呕吐的症状。

- **吃富含蛋白质的食品。**试试瘦肉、坚果和鸡蛋。

- **多喝水。**但每次少喝一些，多喝几次。

- **试试姜茶。**

- **不要错过一日三餐的时间。**饥饿会导致恶心呕吐。

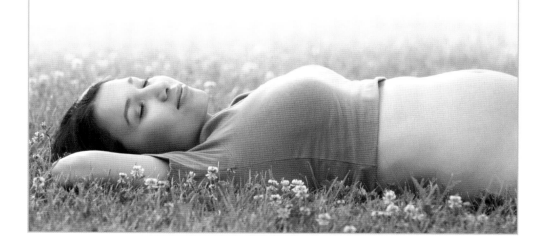

第12周往后，每天补充的营养素应该包括：15毫克锌、2毫克铜、250毫克钙、2毫克维生素B_6、300微克叶酸、50毫克维生素C、5微克维生素D，以及30毫克铁（以上剂量仅供参考，请根据实际情况咨询医生）。

食物和饮料中潜藏的危害

在妊娠期间，你需要健康均衡的饮食，而对于下列食物和饮料，你应该谨慎对待或完全避开。

肉类

肉类要完全做熟之后才能吃，不是七八分熟，而是全熟，肉中不要有任何未干的血丝。对于家禽肉，你要特别注意，尽量不要吃肝脏，因为肝脏含有大量维生素A，而大量摄入维生素A不利于胎儿的发育。如果你正在服用维生素补充剂，这一点尤其重要，不要过多摄入维生素A。

鸡蛋

鸡蛋应该彻底做熟，等蛋清、蛋黄都变成固态之后再食用，以杀灭沙门氏菌，避免食物中毒。这个方法也适用于初学走路的宝宝。

记住，这意味着要避免自制的蛋黄酱、慕斯（用鸡蛋和奶油制成的甜点）、冰淇淋等食品，因为它们可能含有未彻底煮熟的鸡蛋。在商店里买的通常是安全的，但在餐馆里要格外注意蛋类是不是做熟的。

鱼类

虽然超市出售的大部分生鱼片和寿

哪些食品不适合5岁以下的宝宝

请记住这些食品不适合5岁以下的宝宝。

- **完整的或切开的坚果**。坚果可能引起窒息。如果宝宝有过敏症（如过敏性湿疹或食物过敏），或者直系亲属有过敏症，那么他对花生过敏的风险可能比较高，在喂他花生之前，要征求医生的意见。如果你一定要让宝宝吃花生，那就等到他长到6个月之后再喂，把花生磨碎，以消除窒息风险，并密切观察宝宝是否存在过敏反应。如果有必要，需要紧急就医。

- **盐**。不要给宝宝的食物加盐。在1~3岁之间，宝宝每天饮食中的含盐量不应超过2克。理想情况下，你自己也应该限制盐分的摄入。加工食品的含盐量往往比较高，你和宝宝最好避开这类食品，选择低盐食品。

- **蜂蜜与糖**。不要为了增加食物的味道而加入蜂蜜和糖，它们只能提供没有营养元素的热量，还会诱发龋齿。此外，1岁以下的宝宝不应该吃蜂蜜，因为食用蜂蜜及花粉类制品，可能造成肉毒杆菌感染，导致宝宝食物中毒。

- **汽水等含糖饮料**。这些饮料可能会导致龋齿等牙齿问题。喝没有糖的饮料，在两顿饭之间加餐时给宝宝喂水或牛奶。

- **脱脂牛奶**。脱脂牛奶不能为5岁以下的宝宝提供足够的维生素A或热量。如果宝宝的饮食比较均衡，那么可以从两岁开始喝半脱脂牛奶。

司是用冷冻鱼做成的，食用起来是安全的，但里面依然可能包含非常微小的寄生虫。如果不确定是否绝对干净，就不要吃。

剑鱼、方头鱼、鲭鱼、鲨鱼和青枪鱼等鱼类的体内，汞有可能高度富集。摄入过量的汞会损害宝宝的神经系统，所以应该避开这些鱼类。每周食用的金枪鱼罐头不要超过4个中型罐（去汁净重140克），新鲜鱼排不要超过两片。

贝类

避开所有生的或未煮熟的海鲜，因为它们可能会导致食物中毒。这条原则也适用于儿童。

奶酪

有些用未消毒牛奶制成的软奶酪可能会引起李斯特菌感染。不要吃羊乳酪、发霉催熟的奶酪（如布里干酪和卡蒙伯尔干酪）和蓝纹乳酪（如斯第尔顿奶酪和丹麦青纹干酪）。制作这些奶酪的牛奶即使经过了巴氏杀菌，也不要吃。

牛奶

只喝经过巴氏杀菌的牛奶。不要喝绵羊或山羊的奶。避免未消毒牛奶或含有未消毒牛奶的食物。

花生

我们的建议是只要你不对花生过敏，在妊娠期间就可以吃。在过去，一些专家建议，如果孕妇有家族过敏史，就不要吃花生。但研究表明，孕妇在妊娠期间吃花生不会加剧宝宝对花生过敏

的风险。

肉酱

不要吃生的肉酱，即便是用鱼肉和蔬菜制作的，也不要吃，因为它们可能含有李斯特菌和其他细菌，容易引发李斯特菌病，这种疾病对孕妇和胎儿具有严重的不良影响。

快餐或肉类熟食

如果无法安全地再次加热，就不要吃。一定要做到全熟才能吃，只有这样才能杀灭有害的致病菌。

咖啡因

没必要完全避开咖啡，但建议每日摄入量不超过200毫升。虽然摄入咖啡因造成的风险比较低，但摄入大量咖啡因可能导致新生儿体重偏轻，还有可能增加流产风险。下面的信息或许可以为你提供一些参考：

• 一马克杯速溶咖啡含有100毫克咖啡因，一杯过滤式咖啡含有大约140毫克咖啡因。

• 一马克杯茶含有75毫克咖啡因。

• 一听可乐含有40毫克咖啡因。

• 50克纯巧克力含有50毫克咖啡因，50克牛奶巧克力饮品含有25毫克咖啡因。

然而，咖啡馆提供的杯子通常比上面所说的马克杯大，因此可能含有更多的咖啡因。

尽量多喝水，但你也可以用不含咖啡因的咖啡、茶水或果汁来替代富含咖啡因的饮料，以此来减少咖啡因摄入量。

许多感冒和流感药物都含有咖啡

因，所以要仔细检查一下药品的说明，如果你有任何顾虑，请咨询医生或药剂师。

酒精

理想情况是一滴酒也不喝。如果坚持要喝，那么每周喝酒次数不要超过两次，每次不要超过两个单位的酒精。酒吧和饭店提供的标准玻璃酒杯盛放的酒中大约包括两个单位的酒精（在英国，一个单位的酒精是指10毫升酒精，约7.9克——译者注）。

如何准备食物

妊娠期间准备食物时，与平时准备食物的安全规则一样。水果、蔬菜和沙拉应该洗得非常仔细，因为即便少量的土壤也可能包含寄生虫或致病微生物，导致如弓形体病等疾病，对胎儿危害非常大。

处理完生肉和家禽后要把手洗干净。肉类和其他食物要用不同的菜板和刀具。做完肉之后要把菜板和刀具清洗干净。

在冰箱里储存食物时，温度要低于5℃（40°F）。生肉、鱼等容易腐烂的食物要包装好冷冻保存。

厨房里用到的一些产品，比如塑料容器和塑料袋，可能含有双酚A。这是一种人工合成的激素类物质，添加到塑料制品中，可以增加塑料的强度，但不利于胎儿和婴儿的健康发育。如果双酚A材料被划破或磨损，这种化学物质会释放到食物和牛奶中。因此，世界各国纷纷禁止在婴儿奶瓶中使用双酚A材

健康第一	合理的体重增加

在妊娠期间，渐进式的体重增加是正常的，也是可取的。一般来讲，女性在妊娠期间会增重8~15千克，大部分都是在最后几个月增加的，但也不必过于忧虑。在日常饮食中，应注重以下3点：
- 当你感到饥饿时就吃饭。
- 避免高糖食品。
- 不要吃高糖、高盐的快餐。

料。其他塑料，如聚氯乙烯和聚苯乙烯，也可能对你和正在发育的胎儿产生危害。

因此，任何塑料包装袋不应该重复利用，塑料容器也不要放到洗碗机里去清洗（如果上面标注"适用于洗碗机"，则例外）。在微波炉里加热食品时，不要让保鲜膜接触食品。

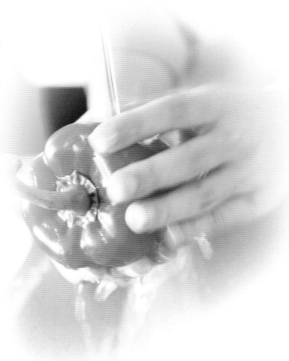

孕期运动攻略

运动是健康妊娠的重要组成部分。运动有利于你获得充沛的精力，降低便秘的发生概率。此外，运动还有利于增强肌肉组织的韧性和张力，对正在发育的胎儿形成更好的支撑，且有助于经阴道分娩和产后恢复。

努力做到每周运动3~4次，每次30分钟，如果有可能的话，每天都要运动。运动形式可以是简简单单的散步。如果你已经有了固定的运动方式，只要你感觉舒服，那就继续做。在妊娠期间，不适合选择比较剧烈的运动方式。如果你打算开始一种新的运动方式，那就等妊娠头3个月结束以后再说，因为头3个月的流产风险较高，而且如果你有任何顾虑，应该征求医生或助产士的意见。如果你正在参加健身班，要让你的教练知道你正处于妊娠期。此时，不要把减肥作为运动的目标。

选择适合你的运动方式

骑固定自行车、瑜伽和游泳等低强度运动比较适合孕妇，有利于提高耐力和力量，而不会对关节形成太多的压力。最好不要做任何存在坠落风险或可能撞击腹部的运动（如高山速降滑雪）。如果在妊娠期间做高强度的有氧运动，将对关节造成过大的压力。如果你孕前习惯于负重运动，那就改变原来的运动方式，在安全器械辅助下运动，因为不易固定的重物可能落在你的肚子上。

如果你怀的是双胞胎，那么散步和游泳就是最佳的运动方式。在孕晚期，你可能会发现自己最多只能散散步，其

8 个小·贴士——运动

1 请记住，无论是哪种形式的运动，都要确保你的教练是完全有资质的，并确保这些教练知道你正在妊娠期。他们将在不同的妊娠阶段为你提供适合的运动建议，安排一些专门面向孕妇的运动课程。

2 穿的衣服要宽松舒适，不要限制你的运动。

3 多喝点儿水，不要太热，过热对胎儿不好，尤其是在头3个月。不要在炎热、潮湿的环境中运动。

4 照顾好你的关节。在妊娠期间，关节往往比较容易出现松弛。所以，孕妇出现关节和韧带损伤的风险比较高。

5 避免对抗性运动（如橄榄球、拳击或冰球），以免跌倒受伤。

6 避免平躺，因为这样可能使你感到头晕。

7 疲劳是妊娠期的常见现象，所以不要过度劳累，要听从身体的指示。

8 运动前的热身方式和运动后的放松方式要适当。

他运动方式已经力不从心了。如果你经济上负担得起，参加个能提供托儿服务的健身俱乐部也不错，当你运动的时候，有人帮你看护宝宝。有些健身中心也提供亲子锻炼课程，同时具有游泳、瑜伽和普拉提（Pilates）等多项运动项目可供选择

瑜伽

这种运动有利于增强肌肉韧性和张力，属于一种低强度运动，不会对关节造成太多压力。瑜伽会让你的身体变得更加灵活，并帮助你改善体形。做瑜伽的同时，再加上呼吸练习，有助于你心理和生理上更好地应对分娩。一旦你学会了一些基本的技巧，你就可以自己练

健康第一	不适症状

如果发生阴道出血、背部疼痛、腹部疼痛、盆腔疼痛、心悸或呼吸急促，就暂停锻炼，征求一下教练或医生的建议。

习，同时也可以让宝宝在旁边的地板上跟着你一起练习。

散步

努力做到每周快走3次，每次大约2公里。新鲜空气和运动会让你感到精力充沛，你甚至会发现在户外散步有助于减轻晨吐。然而，要注意你的姿势，记得穿舒适的鞋。

散步是一种简单的亲子运动，可以和宝宝一起做。你可以把散步变成宝宝的学习机会，让宝宝对散步更感兴趣，比如在散步时可以教宝宝认识

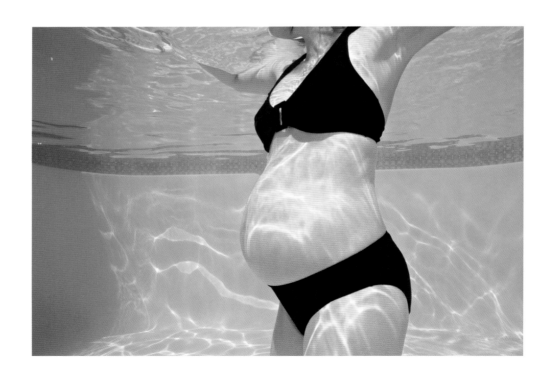

大自然。

游泳

　　游泳通常被视为妊娠期间最理想
的运动方式。游泳有助于锻炼肌肉柔韧
性，减轻腹部对身体的压力，大大促进
孕妇的血液循环，是一种很好的放松方
式。许多游泳池都提供产前游泳课程。
坚持每周游3次，每次30分钟，需要休
息时就停下来休息一下。

普拉提

　　在普拉提这项运动中，你用呼吸
去控制锻炼强度，节奏舒缓，可以同时
锻炼肌肉的力量和灵活性。这项运动不
适合妊娠中期之后的孕妇。为了确保安
全，应该在教练的监护下锻炼。普拉提
也非常有助于促进产后恢复。有一些形
式的普拉提可以在垫子上进行，掌握锻
炼技巧之后就可以在家里做，你的宝宝
也可以在一旁跟着做。

跑步

　　如果你在妊娠之前就经常跑步，那
么继续跑步将会有利于改善你的心血管
系统。然而，跑步是一种高强度运动方
式，如果之前没有养成跑步的习惯，那
么不宜在妊娠期开始跑步。快走是一个
不错的、压力较小的有氧运动，你可以
逐渐培养一下快走的习惯。

　　带着大宝宝一起跑步或散步，既
能达到运动的目的，也能和大宝宝在一
起。但要选择平坦的地方，因为地面高
低不平的话，有可能会发生跌倒。运动
前要做好热身，运动结束后要以适当

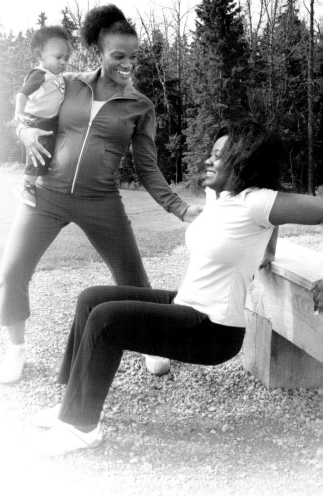

的方式放松下来，保护好你的肌肉和
关节。随着月份渐长，医生或助产士可
能会建议你减少跑步时间，在最后几
个月里要多散散步。既要听从专业人
士的建议，也要听从身体的需要。总
之，对于孕期的跑步锻炼，一定要谨
慎，量力而行。

保护盆底肌肉的重要性

盆底肌肉是连接腹侧耻骨联合和背侧脊椎末端的肌肉。盆底肌肉能够支撑膀胱和尿道，控制尿液流动，当你收缩这部分肌肉时，就可以中止排尿。因此，如果盆底肌肉松弛无力，那么当膀胱压力增大时，往往容易出现尿失禁，而且你大笑、咳嗽、打喷嚏或蹦跳时也会出现尿失禁。

每一次妊娠都会对盆底肌肉产生松弛效应，要控制好排尿的确需要付出一些努力。此外，年龄的增加也会加快盆底肌肉的松弛。如果你怀的是双胞胎，盆底会承受更大的压力。由于这些原因，在妊娠期间，你比以往任何时候都应该采取一些措施来保护好自己的盆底肌肉，使其保持良好的收缩能力。

如何保护盆底肌肉

保护盆底肌肉的方法很简单。选择一个舒适的姿势坐下，双膝微微分开，努力收缩盆底肌肉，就像吸某个物体那样。保持收缩状态几秒钟，然后放松，至少重复10次。每天练习几次，并逐渐增加练习的次数，每次保持收缩状态的时间长一些。站着或躺着的时候也可以用这种方法锻炼盆底肌肉，甚至坐在桌前、坐电梯或打电话时也可以做。

在收缩肌肉的时候，注意力要集中，只收缩盆底肌肉，而腹部和臀部的肌肉要保持放松状态。正常呼吸。一旦你习惯了这种练习，它就会成为你日常生活的一个组成部分，那么大部分正常活动都不妨碍你锻炼盆底肌肉。

放松身心

在二次妊娠中，放松身心可能比首次妊娠时更重要，但要做到这一点，难度也会更大。虽然你已经有了育儿经验，不会再为很多事情担心，但你肩上的担子也更重了，因为你在怀着小宝宝的同时还要照顾大宝宝，一天中的大部分时间都会忙忙碌碌。所以，要忙里偷闲，抬起双脚放松一下。

如果你的大宝宝白天需要睡觉，那么你可以趁他睡觉时放下家务，休息一下。如果你一定要做饭或洗衣服，那就等到大宝宝醒来之后再做，让他帮你一起做。比如，当你在厨房忙着做饭时，可以把扫帚和簸箕给大宝宝，让他也忙起来。

在忙碌的一天中，努力给自己留出一些时间，静静地读读书，或给大宝宝讲讲故事。在读书或讲故事时，以一种舒适的姿势坐在椅子上或躺在床上，让自己充分放松下来。你也可以和大宝宝一起听音乐。如果你的大宝宝喜欢按摩，那么你也可以给他做个按摩。在这个过程中，你们两人都会放松下来。而且，大宝宝在享受按摩的过程中就可能自然入睡。

洗澡能为你提供一个很好的放松机会，你也可以和大宝宝一起洗澡。洗完澡之后使用润肤乳，可以有效缓解皮肤干燥。

在晚上，当大宝宝睡着的时候，你可以早早睡觉，也可以让你的爱人给你的背部做个按摩，这会让你非常放松。如果大宝宝在夜里醒来，可以让你的爱人去照顾他。

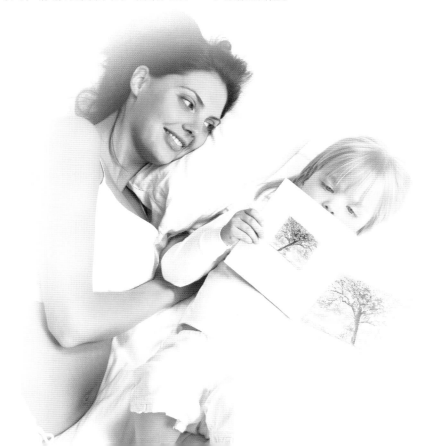

避免负重

在妊娠期间，最好不要负重，尤其注意避开10千克或更重的物体，但负重往往是不可能避免的，至少偶尔需要负重，特别是你有一个宝宝的情况下。记住，永远不要为了负重而使自己的肌肉拉伤，并非因为这会伤害你的宝宝，而是为了确保你在妊娠期间的身体健康和舒适。肌肉拉伤会给人带来不适的感觉，妊娠期间更是如此。如果有可能的话，需要负重的时候，请你的伴侣或朋友帮忙，尤其是在最后3个月里。

在妊娠期间，身体上的一系列变化意味着你的重心已经发生了改变，肌肉和关节的健康状况也有所改变。体重的增加以及肌肉和韧带的松弛会让你失去平衡，从而容易导致你在负重过程中受伤，即便是提购物袋等小物品时也存在失去平衡的可能。

在负重过程中，你应该考虑的不只是你的腰背部。在你提起重物时，你往往会做出VAL-SALVA动作（吸气屏气动作）。当便秘患者努力排便时，当你用力发出低沉的声音时，当你在分娩过程中用力挤压胎儿时，都会做这种动作。这些动作通常不会对妊娠过程构成危害，但有些情况下，过度的吸气屏气

站立时如何做抱起动作

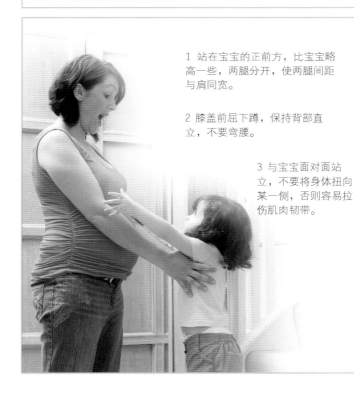

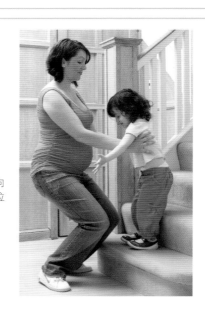

1 站在宝宝的正前方，比宝宝略高一些，两腿分开，使两腿间距与肩同宽。

2 膝盖前屈下蹲，保持背部直立，不要弯腰。

3 与宝宝面对面站立，不要将身体扭向某一侧，否则容易拉伤肌肉韧带。

动作有可能引发某些问题。如果你在首次妊娠过程中出现子宫颈内口松弛症（也就是说子宫颈过于松弛，无法支撑住胎儿），那么在二次妊娠过程中，过度的吸气屏气动作会增加这种问题再次出现的风险。此外，如果你的子宫颈因为早产而扩张，那么做吸气屏气动作会加剧子宫颈的扩张。

你可以采取一些措施来应对这些问题。首先，当你不得不提起某个物体时，一定要注意安全。在提起物体时要先弯腿，而不是弯腰。其次，当你负重时，确保自己能够正常呼吸。而在做吸气屏气动作时不可能正常呼吸。最后，正如本章前面所描述的那样，妊娠期间

经常运动有助于锻炼背部力量，减少在负重过程中的受伤概率。

某些孕妇甚至可能出现耻骨联合分离症。由于耻骨联合周围的韧带松弛，再加上外力的作用，就可导致耻骨联合分离。如果你之前患有这种病，那么在二次妊娠期间可能再次出现，而且出现的时间较早，病情发展的速度更快。因此，如果你出现了这种疾病的症状，应该寻求医生或助产士的帮助，这一点非常重要。

提起、抱起动作

在抱孩子或从地板上捡东西时，要让腿部，而不是腰背部去承受压力。如果可以的话，在保证安全的前提下让宝宝站到一个较高的台子上，这样你只要微微弯腿就可以将他抱起。此外，当你从汽车座位上或童床上抱起（或放下）宝宝的时候，也要注意保护腰背部。

抱着宝宝进出汽车时

如果你的车是双门的，那你就先爬到后座上，坐在安全座椅的旁边，把宝宝放在腿上，支撑着他的臀部，然后将其抱到安全座椅上。下车的时候，记得先把宝宝从安全座椅上转移到你的大腿上，然后抱着他一起离开。

在童床上抱起、放下宝宝

一般情况下小床的护栏不会很低，当你把宝宝放到童床上或从童床上将其抱起时，你需要越过护栏上部。这时，你可以分开双腿，将后面的腿抬起并保持伸直，这样可以帮助你的脊柱保持平直。

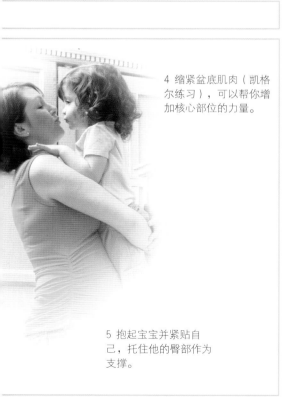

4 缩紧盆底肌肉（凯格尔练习），可以帮你增加核心部位的力量。

5 抱起宝宝并紧贴自己，托住他的臀部作为支撑。

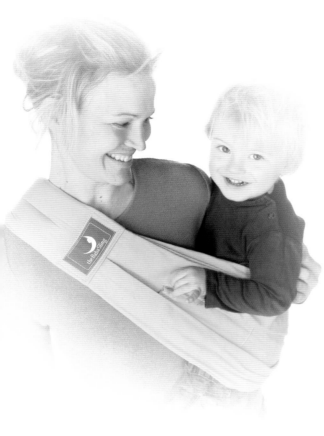

如何携带宝宝

大宝宝仍然渴望让你抱抱，小宝宝出生后，大宝宝的这种愿望更加明显。紧紧地抱着宝宝会给他安全感，让他感受到你的爱。

等宝宝具有头部控制能力之后，你可以将他背在背上，这是比较明智的。如果是抱着的话，记得左右手经常换一下。

很多妈妈都发现柔软的婴儿背带非常好用，可以背着、抱着，也可以斜挎着，而且你在二次妊娠过程中，可以根据自己的体重和体形变化来调整姿势。比如，在孕早期可以把宝宝抱在前面，位于腹部上面，而等到腹部隆起之后，就可以把宝宝背在后面。如果采用柔软的背带，则更容易调整宝宝给你造成的压力。婴儿环形背带系起来更容易，系法多样，可以防止宝宝滑移，安全牢固。

6 种情况——屈膝下蹲

除了抱孩子时，为了保护腰背部，遇到下面6种情况，也要记得屈膝下蹲。

1 从地板上捡东西时。
2 做除草、栽培等园艺工作时。
3 查看烤箱时。
4 打开较低的橱柜和抽屉时。
5 清洗地板或浴缸时。
6 为浴缸里的宝宝洗澡时。

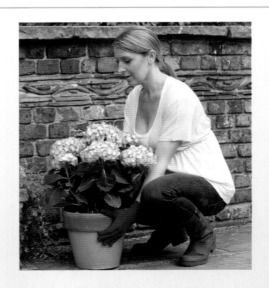

如何减轻背部承受的压力

- 不要站在床边弯着腰叠衣服，而要坐在床上或将衣服移到桌子上。
- 确保折叠式婴儿车的扶手高度适当，这样你不用弯腰就能推动婴儿车，在推超市的购物车时，确保扶手靠近自己，不要伸长胳膊去推。
- 在做吸尘、拖地、扫地或耙树叶等事情时，需要使用长柄工具，记得采取类似于冲刺的姿势，即如果你习惯于使用右手，那就把左脚向前，伸出右臂（如果你习惯于使用左手，则相反）。前倾的膝盖略微弯曲一些，后面的腿则伸直。
- 在熨衣服时，双脚分开，不时走动走动，或者把一只脚放在低矮的凳子上休息一会儿。

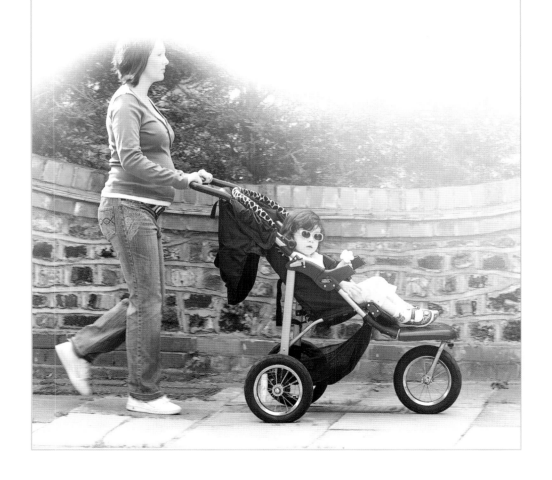

皮肤、头发和指甲护理

在妊娠期间，激素分泌水平的改变会导致皮肤、头发和指甲发生许多改变。一般来讲，这些改变都是很好的。比如，面部供血量的增加通常会使孕妇面部呈现出特有的光泽，皮脂分泌量的减少会缓解面部斑点，而且湿疹、牛皮癣等皮肤病的症状也有可能趋于缓解。但对于一些孕妇而言，后面这两种疾病却可能恶化，血液中雌激素的增加会导致身体色素增加（尤其是孕前肤色较黑的女性），引发黄褐斑，面色更加黯淡，色斑数量增加，现有的色斑也会发生改变。激素分泌水平的变化也会使油性皮肤变干燥或干燥的皮肤变油性，所以你可能需要改变你以往的护肤方式。

在二次妊娠中，由妊娠引发的大部分皮肤变化都会再次出现，但其严重程度存在差异。一个好消息就是妊娠纹可能不像首次妊娠时那么明显了，因为你的皮肤已经在首次妊娠期间被拉伸了，变得比较柔软。另一方面，毛细血管扩张现象可能更加明显，因为随着年龄的增加，你的皮肤出现这种现象的概率也会逐渐增加。

在妊娠期间，发质有可能变好，也有可能变差变稀。请记住，你在孕前给头发做的染烫等处理，在妊娠期间都有可能出现不同的结果。

你的指甲可能变得有些脆弱，还有可能与甲床出现一些分离。在这种情况下，用婴儿润肤油给指甲的角质层按摩

6 个小·贴士——让皮肤保持最佳状态

1 确保你的护肤品和化妆品适合孕妇使用。仔细阅读说明书，看看是否含有有害的化学物质。"天然"这个词可能会误导人，不要盲目相信化妆品宣传噱头中的"天然"一词。如果你不确定一个产品是否能用，请不要购买。

2 在选择护肤品或化妆品时，注意看上面是否有国家的安全认证标志，如果有，则表明该产品含有经过认证的安全成分。

3 多使用保湿霜，特别是在容易干燥和出现妊娠纹的部位。

4 在妊娠期间，你可能更容易被晒伤，所以使用防晒因子和保湿因子含量较高的防晒霜、润肤霜以及粉底，可有效防止紫外线辐射。

5 香皂会让皮肤干燥，所以应该用一些具有保湿护肤作用的沐浴或洗涤产品。

6 做好足部护理，多用温水泡脚，之后涂抹一些足部按摩乳霜。在妊娠期间，双脚经常会感觉疲劳，因此需要注意脚部的护理。

头虱是学龄儿童的常见问题。你自己和宝宝都不要使用含有六氯环己烷的洗发水。这种有机氯杀虫剂可以在子宫和卵巢中逐渐累积，通过胎盘传给胎儿，对你自己、胎儿以及大宝宝的健康危害很大。至于使用哪种药物，请咨询医生或药剂师。

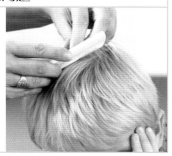

可能会有所帮助。

如果你已经30多岁了，那么出现皮肤变化的同时，可能还会出现衰老迹象，眼睛周围出现细纹和小红点（静脉曲张造成的），睡觉时经常朝下的那一侧的眼睛周围也会长出"笑纹"。这些变化的原因在于皮肤的胶原蛋白和弹性蛋白纤维减少，以及水分流失增加。压力可能也是一个原因。但在妊娠期间，不适合使用抗皱面霜，因为里面含有维生素A（化学名称为视黄醇），如果你体内累积过多的维生素A，可能会导致宝宝的出生缺陷。

应该避开的化学物质

我们几乎每天都会听到关于毒素的新闻。这可能威胁着你和宝宝的健康。这些毒素不仅存在于你的食物中，还存在于洗涤用品、婴儿奶瓶、化妆品和护肤品之中。

罪魁祸首是邻苯二甲酸酯，这种化学物质能够干扰人体激素分泌，而且很容易通过皮肤吸收。化妆品中最常用的邻苯二甲酸二丁酯（DBP）潜在危害性很大，会影响男性胎儿的生殖系统发育。润肤霜、香水、晚霜、防晒霜、睫

毛膏和除臭剂中也含有邻苯二甲酸二丁酯。此外，苯甲酸酯作为使用最广泛的合成防腐剂，存在于润肤霜、口罩、粉底和除臭剂之中。这些化学物质会在乳腺组织中累积，进而转移到母乳中。

几个比较安全的护肤品、护发品和化妆品品牌

下面几个品牌的产品没有石油化工成分、苯甲酸酯成分和邻苯二甲酸酯成分，也不含人工色素、人工香料和其他存疑的添加剂。

Neal's Yard Remedies 尼尔氏香芬庭园

Ren 取自瑞典语，"干净"的意思

The Organic Pharmacy 欧嘉霓

Green People 绿色世家

Spiezia Organics 斯培西亚有机物

Jurlique 茱莉蔻

Dr. Hauschka 德国世家

Weleda 维蕾德

Aveda 艾凡达

Daniel Galvin Junior 丹尼尔·盖文年轻人

与出生前的宝宝建立情感纽带

在二次妊娠期间，同宝宝建立亲密的情感纽带会带来很多好处，对宝宝的发育至关重要，开始得越早就越好。如果在出生之前就建立了这种关系，那么宝宝出生后，这种关系就会变得更加牢固。一旦你感觉自己和仍在子宫中的第二个宝宝建立了情感纽带，就会对他形成一种更加积极的态度。这种积极态度具有特别重要的意义。比如，如果你发现宝宝的性别不符合你的期望，如果你原本希望两个宝宝之间的年龄差距大一些，却意外地怀上了第二个宝宝，那么你可能会产生失望情绪。建立情感纽带有助于缓解与消除这种不如意造成的消极情绪。

但同尚在腹中的小宝宝形成一种情感纽带或者说一种心理纽带，并不像首次妊娠时那么简单，不可能一蹴而就。你可能需要付出更多的时间，主要原因是这一次你还要忙着照顾大宝宝。你能留给自己的时间就比首次妊娠时少很多了。这是很正常的，你不得不忙于日常生活中的琐碎事务，这必然意味着你留给小宝宝的时间会少很多。此外，二次妊娠带给你的新奇感明显没有首次妊娠那么强烈。

虽然，同宝宝建立情感纽带是很重要的，但不要因此而感到压力。如果这种纽带不存在，不要一厢情愿地假装它存在。你只要放松自己，做真实的自己就行了。虽然你的感觉可能不同于首次妊娠时的感觉，但请放心，你和宝宝之间的关系将会逐渐形成。作为一位有爱心的母亲，你要对自己的能力有信心。下面列出的这些做法可能有助于你形成这样一种关系。

如何与宝宝建立情感纽带

从开始妊娠到分娩，你的身体不仅为宝宝的发育提供了充分的营养和安全的环境，还与宝宝建立了情感上的联系。宝宝的感觉与你的感觉是相连的，通过感官上的联系，宝宝的情绪与你的情绪相互影响。

以听力为例。研究人员使用脑电波电子记录仪证明了早在孕6个月甚至更早时，胎儿就可以对外界的声音做出回应。这意味着婴儿的听觉神经系统至少在其出生3~4个月之前就已经发育得比较完善了。超声波图像还显示，从孕7个月开始，胎儿听到声音时，往往会合上眼睑，这表明他正在听。

另外一项研究是通过一组孕妈妈完成的。每位孕妈妈读3篇儿童故事，并录下来。之后，研究人员选择其中一篇故事，让孕妇从孕6个月开始每周给胎儿播放几次研究人员挑选的那篇故事。宝宝出生后，研究人员播放之前录下来的3个故事，结果令人震惊——宝宝对两个陌生的故事没有反应，而听到出生前经常听的那篇故事时，就会用力地反复吸吮奶嘴。这说明胎儿有听力，也有简单的记忆。

很多孕妇都发现外部声音与胎儿活动之间存在明显的联系，这并不奇怪。在妊娠期间，你可能会发现如果你在听音乐或看电影时的声音很大，那么宝宝就会变得比较活跃，而如果你突然听到一个非常响亮、尖厉刺耳的噪声，你可能会感觉到宝宝被吓了一跳。

当然，谁也无法准确地知道宝宝在子宫里听到的声音是怎样的。声音通过羊水传播时会减弱很多。因此，宝宝听到的声音可能很低沉，也不清楚。此外，宝宝的外耳覆盖着一层薄薄的油脂状白膜，叫作胎脂。胎脂是由皮脂腺分泌的皮脂和剥脱的表皮物质组成的，可以保护宝宝的皮肤免受伤害。虽然子宫内的声音可能很不清楚，但当正在发育

的宝宝听到你那熟悉的抚慰声音时，仍然会有镇静效果。

如同声音一样，你的紧张、压力和愤怒也会影响仍在子宫中的宝宝，根据一些科学家所说，在孕4个月时宝宝就能感受到这些因素的影响了。虽然你和宝宝之间的心理联系并不是直接的，但大多数专业人士都认为你们两个的心理健康是息息相关的。

和宝宝说话

同宝宝建立情感纽带的最有效方法就是跟他说话。没错，就是如此简单。

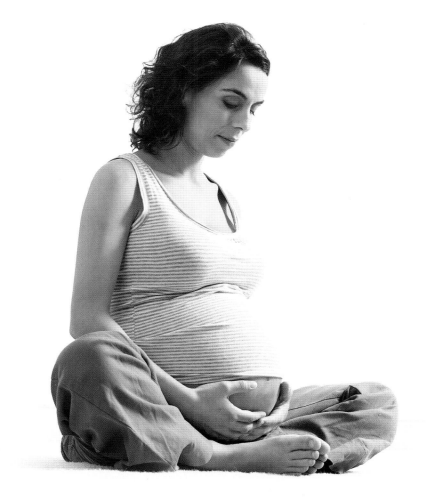

无论是在工作，还是做家务，你都可以养成白天同宝宝说话的习惯。无论你所做的事情多么琐碎，你都可以跟宝宝讲一讲你在做什么。虽然宝宝不能听清楚每一个字，而且可能无法理解你所说的话的含义，但他确实能感觉到声音带来的振动，这会让他得到安慰。

也可以考虑一下给宝宝读故事。这可能看上去很奇怪，但你很快就会习惯的。当你有放松机会时，就把双脚抬起来休息一下，同时给宝宝读读故事，声音要大一些，这样宝宝可能听得更清楚。多重复几遍，就像在给一个站在你面前的宝宝读故事一样。根据故事内容适当地调整一下你的语调。你越是经常这样做，你的宝宝会越熟悉这种体验，而这种熟悉感通常会让宝宝感到安慰和镇定。

和宝宝一起听音乐

在二次妊娠期间，多听听自己最喜爱的音乐，这不仅会让你变得沉静和放松（前提是你听的是轻柔的音乐，而不是摇滚乐），还会让尚在子宫中的宝宝变得放松。这种共同的情感经历会加强你们之间的情感纽带。虽然低频声音可以让宝宝听得更清楚，但你没有必要刻意把音量调高，也没必要刻意让你的腹部靠近声源。如果你能听到音乐，那么宝宝也能听到。记得转变一下音乐的类型，蓝调、爵士、民俗、歌剧、古典音乐、管弦乐和现代流行音乐都是合适的。你可能会注意到宝宝在听到某种类型的音乐时会有更明显的反应。其实，宝宝虽然还没有出生，却有自己的偏好！我们之前提到的一些研究表明宝宝出生后能识别出之前在子宫内听到的故事。其实，还有一些研究表明，音乐也会对宝宝产生同样的影响，有证据表明，对于自己在子宫中听到的音乐，宝宝的记忆可能长达1年之久。

然而，虽然很多人声称给子宫里的宝宝播放音乐能够让他变得更聪明，但没有证据表明这种观点的真实性。如果你在妊娠期间播放音乐的唯一目的就是使你的宝宝变得更聪明，那么你的期望值设定得并不合理。如果希望落空，可能会损害你与宝宝的关系。相反，要注重从听音乐的过程中获得乐趣，和宝宝一起分享这个快乐的过程。

对胎动做出回应

通常来讲，怀孕满4个月后（即从第5个月开始）就能明显感到胎动，胎儿在子宫内伸手、踢腿、撞子宫壁。有些二次妊娠的孕妈妈有一个优势就是能更早地识别出胎动，因为首次妊娠的孕妈妈可能会将胎动误认为是自己在闹肚子、饥饿或消化不良。宝宝有可能在尝试自己新发育的机能，也有可能是想通过这种方式与你交流、表达情绪。

当你感觉到胎动时，要做出回应，你可以稍微挪动一下身体的位置，也可以轻轻地拍拍腹部，宝宝动几次，你就拍几下，也可以大声地和宝宝说话。无论你采取哪种反馈方式，都会有助于同尚在子宫里的宝宝建立情感纽带。这些接触活动非常有趣，对宝宝也很有益。有些母亲发现如果自己经常轻轻地拍腹部的某一个位置，那么宝宝就会朝这个位置踢回来。

要记住，宝宝在子宫中90%的时间

都在睡觉，随着预产期临近，睡觉时间会趋于减少。宝宝在睡觉的时候，通常处于熟睡状态，有可能还会做梦。无论宝宝是清醒，还是在睡觉，如果你感觉到腹部里面有动静，请不要感觉惊讶。是否能感觉到胎动还要看你当时在做什么。在静静地休息时，你更有可能感受到胎动，而在走动时，感觉到胎动的概率则比较小。你会逐渐熟悉胎动的规律，而且月份越大，他踢你的力度也会越大。

在产前检查时，你有机会听到宝宝的心跳，但速度可能会比你想象的要快得多（每分钟120~180次，有点儿像马儿疾驰的声音）。有机会的话，可以多听听宝宝的心跳，因为经常听一听宝宝有规律的心跳节奏，会让你在心理上感觉与他更加亲近。也有能够让你听到宝宝心跳的简易器械，你在家随时都可以听。

增强对宝宝的认同感

同子宫内的宝宝加强情感纽带的另一种方法就是让宝宝"真实化"。你想象着宝宝已经出生了，你正在抱着他，这样你同他的感情就会更近。所以，在他出生前，给他起个昵称是非常有用的，因为这样一来你就能够以一种非常深情和亲密的方式同他说话了（产前给宝宝起的昵称与产后起的名字没有什么必然联系）。你和爱人交谈中提到宝宝的时候，用宝宝的昵称会让你们产生一种更为亲密的感觉。

用日记来记录宝宝的成长过程也会产生类似的作用。记录下孕期中的每一个关键时刻、每次同医务人员交谈的内容、每次检查的结果等等。这会唤起你的兴趣、注意力和热情。数年以后，你的宝宝读到这些关于他在出生前成长过程的日记时，可能会非常高兴，他会明白你对他非常关爱，所以才会记录下这些信息，他会沉浸在幸福之中。

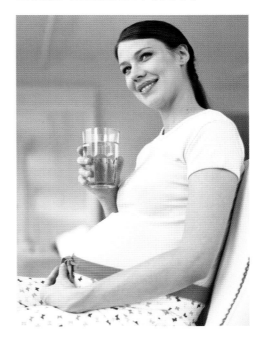

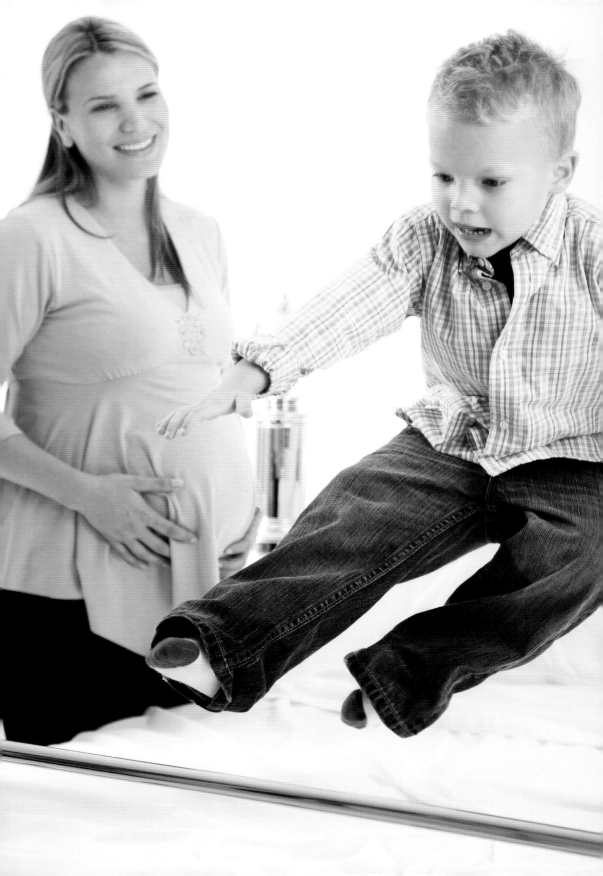

5

照顾好你的家和家人

TAKING CARE OF YOUR HOME AND OTHERS

做"超级妈妈"已经不再被人们认可并令人羡慕了，尤其是在妊娠期间。你的家庭要为小宝宝的到来做好准备，你在照顾大宝宝的时候，尤其是当大宝宝生病的时候，可以参考我们提出的建议。你还要让大宝宝接受即将到来的小宝宝。因为有这么多事情要做，所以你可能发现很难维持好与爱人的关系，但有一些办法可以帮你在二次妊娠期间处理好夫妻关系。

把房子准备好

因为这是你的第二个宝宝，所以，你肯定了解在新生命到来前需要做哪些准备。不过，第二个宝宝的到来将意味着更多的变化，需要深思熟虑。你可能想把大宝宝的房间重新布置一下，腾出小宝宝的空间，也可能想给小宝宝布置一个新的房间。

你也可能想让小宝宝和你待在一起，等他晚上不再闹夜时，再让他单独睡一个房间。但在妊娠期间，你最好把小宝宝的房间布置好，这样等他能够独自睡觉时，一切都提前准备好了。你还可以单独准备一个房间用来储存宝宝的玩具、衣服等用品，这会给你带来很多便利。你可以在宝宝的房间里放一把舒服的椅子，这样你或你的爱人在照顾小宝宝时可以坐在那里放松一下。

如果大宝宝需要从婴儿房转移到新房间，那么在小宝宝出生前就让大宝宝换过去，这能保证在小宝宝出生之前他已经适应了自己的新房间，不会担心小宝宝抢走他的房间。如果大宝宝年龄足够大，让他帮你选择他房间的装饰和家具也是个不错的主意。

健康第一	安全装修

许多油漆、墙纸、黏合剂和地毯都含有毒素，这对于妊娠期间的你而言是非常危险的。如果你打算装修房间，那么你和大宝宝要先离开，让你的爱人或专业人士清除原来的墙纸和油漆，清洗一下原来的地毯，把地板擦干净，用环保材料重新装修，过段时间后你们再回来居住。

准备婴儿房

对你和你的爱人而言，为小宝宝准备婴儿房是一件令人愉快的事情。如果你的大宝宝待在原来的房间里，你将不得不为小宝宝另外准备一个房间。如果大宝宝要搬到其他房间，你可能需要重新布置一下大宝宝的房间，留给小宝宝用，同时还要给大宝宝购置新的用品。但如果你只有一个婴儿房，你就需要重新布置一下，使其能够同时容纳两个宝宝。

为了方便起见，可以把婴儿床和大床都放在同一个房间，特别是当大宝宝可以不再睡婴儿床，改睡大床时。当然，大宝宝也可以选择婴儿床，不需要

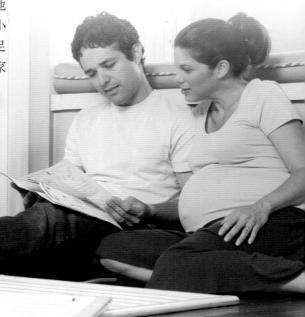

提前准备好基本用品

一旦小宝宝出生，你将需要同时照顾两个宝宝，购物的时间就少了很多。因此，最好在小宝宝出生之前把一切需要用到的东西都准备好，比如尿布、纸尿裤、配方奶粉等（如果决定喂奶粉的话）。这样一来，宝宝出生时一切用品都准备好了。此外，还要提前把日常生活中需要的各种食品以及用品准备好，因为小宝宝出生后你就没有时间去选购了。记得有些需要简单组装的物品也要买好，比如婴儿车等。

在线购物非常有用，因为你足不出户就能买到自己需要的商品。你可能已经有了很多必需品，但可能还需要多购置一些物品。右侧这些都是一些基本用品，可以作为参考。

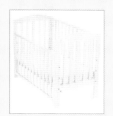
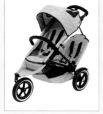
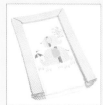
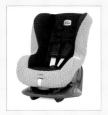
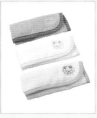
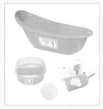

- ☐ 婴儿床或摇篮。
- ☐ 防水床垫。
- ☐ 合适的床单。
- ☐ 轻质毛毯。
- ☐ 有机棉布，抱着宝宝时可以垫在你的衣服上或给宝宝擦口水。
- ☐ 用于换洗的垫子、尿布和毛巾。
- ☐ 婴儿哭泣报警器：并非所有父母都会用这种报警器，但由于你现在需要同时照顾两个孩子，你会发现这种报警器特别有用。它可以帮助你看护熟睡的宝宝，如果宝宝哭了，报警器检测到哭声后就会通知你，你就可以知道宝宝需要你了。
- ☐ 婴儿汽车座椅：小宝宝出生后，你需要再买一个。买那种使用起来比较容易的，这样你带着两个宝宝进入汽车比较方便。
- ☐ 童车或婴儿背带。
- ☐ 婴儿浴盆。
- ☐ 医用脱脂棉。
- ☐ 手感柔软的大毛巾。
- ☐ 擦洗用的法兰绒布块或海绵。
- ☐ 婴儿沐浴液：大宝宝也可以用。
- ☐ 婴儿专用的梳子。

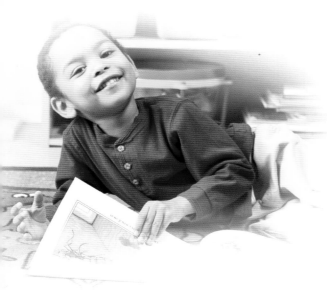

做什么改变。不过，这意味着你可能需要为小宝宝准备摇篮或提篮。

如果两个孩子分享同一个房间，不要立刻把房间分成两个小隔间，因为当你的小宝宝要搬出你的卧室时，大宝宝可能会乐于和小宝宝分享房间。当小宝宝搬进去之后，确保留出一个专属的空间和家具来存放大宝宝的玩具和衣服。

当两个孩子分享一个房间时，存储空间是非常珍贵的。当你选择新家具时，要牢牢记住这一点。如果你要为大宝宝买床，可以考虑买双层床或下面带有滑轮的小床，这样你的小宝宝将来也可以用。

无论你的宝宝在哪个房间度过整个童年，在装修房间时，不要太复杂，简单装修即可，这样宝宝长大后改装起来就不费力了。

评估你对各种物品的需求

由于你照顾过大宝宝，所以肯定非常了解哪些物品有用，哪些没用。在第二个宝宝出生之前，你觉得没有用处的物品就放到一边，购置一些可能用得上的新物品。

有些物品你可能需要买双份，以便两个宝宝同时使用。比如，当你和小宝宝一起出门的时候，单人童车用着正合适，但如果你带着两个宝宝一起出去，可能需要一个双人童车。很多宝宝喜欢站在童车后面的踏板上。如果使用双人童车，你推着两个宝宝外出时就会更方便。如果两个宝宝自然入睡了，那么你就可以放松一下了。

你还要考虑一下是否需要为小宝宝买一个新的床垫，因为现在的床垫已经使用几年了。

你还需要在汽车上安装一个合适的婴儿安全座椅。这个座椅应该具有五点式安全带，安全座椅要向后安装，背对着安全气囊。在你去医院分娩之前，这个座椅就应该安装好。如果宝宝早产，你需要买一个专门针对新生儿的安全座椅，然后再买一些柔软的填充物，填充到座椅里面，对宝宝起到支撑作用。

关于学步车，据外科专业期刊《柳叶刀》的研究报道，学步车对宝宝没有好处，可能会造成意外事故，也可能阻碍宝宝的发育。

如果你打算给宝宝喂奶粉，那么你就需要买奶瓶。奶瓶最好由不含双酚A的材料或玻璃制成，奶嘴、消毒器、瓶刷和温奶器也要事先买好。如果你家里有以前购买的塑料瓶，但不知道材质是否含有双酚A，那么最好不要再用了。即便你打算母乳喂养，在挤乳汁的时候也需要奶瓶，这时你还需要一个吸奶器和防溢乳垫。

在购买新物品之前，记得先想想它的适用性。比如，婴儿车是否很容易折叠、重量大小以及是否能轻易地放到汽车后备厢里。

有些物品买二手的也不错，但某些物品，如汽车安全座椅和床垫，需要买新的以确保安全性。

在买衣服时，新生儿穿的衣服不要买太多，因为宝宝长得很快，刚出生时的衣服很快就不能穿了。

消除家里的安全隐患

你可能曾经对家里做过防护处理，消除了安全隐患，以确保宝宝在家里是安全的。现在，大宝宝可能已经几岁了，开始蹒跚学步了，你觉得某些防护措施已经没有必要了。然而，在小宝宝出生之前，你仍然需要仔细思考一下家里是否还存在安全隐患。下面列出的这些内容可能对你有所帮助。

- 从一个蹒跚学步的宝宝的视角出发，看看家里是否还有潜在的危险。
- 确保家里没有锋利的边缘，使用弹性球形桌角或泡沫塑料把尖角包裹起来。
- 在窗户下部装上护栏，把椅子等较低的家具搬到远离窗户的地方，防止宝宝爬上去。
- 手机、防护垫、枕头、羽绒床品不要放到婴儿床上。
- 确保没有宝宝站在床上或尿布更换台上可以抓到的百叶窗或窗帘的绳子。
- 确保所有地毯、地垫都是防滑的。
- 不用的电源插座要用塑料防护盖堵上，防止宝宝触电。
- 长电线要隐藏在家具后面。
- 离开时，确保电器彻底断电，防止宝

如何防止宠物对宝宝造成伤害

如果你家里养着小狗小猫之类的宠物，那么你要采取一些措施，防止宠物对宝宝造成伤害。尽管你的宠物可能非常喜欢大宝宝，但不一定会立即喜欢陌生的小宝宝。小宝宝的到来可能影响宠物的行为。家庭宠物造成的意外事故其实也很常见，因此，你要特别注意防范。不要让宠物进入宝宝的卧室，宝宝在花园里睡着的时候，可以在婴儿车上盖上网帘，防止小猫或其他动物跳到车里面。经常给宠物洗澡，不要让它身上携带任何小虫子，接触宠物后要把手洗干净。

宝自己打开电器伤害自己。

- 检查现有的烟雾报警器的电池电量与寿命，如果你家里没有安装任何报警器，那就安装一些吧。
- 如果橱柜里面的物品可能对宝宝构成潜在危险，那就把橱柜的门锁上。
- 药品、清洁用品、剃须刀刀片和其他危险物品要锁起来。
- 要确保室内植物没有毒，或将其放到宝宝无法触碰到的地方。
- 任何可能导致宝宝窒息的物品，如硬币和回形针，都要保存好，尤其是磁铁，万一宝宝吞下，危险性特别大。
- 室内门不要关，或者给门安装安全防护装置，防止夹住宝宝的手指。
- 不要把电视放在低矮的桌子上，要安装到宝宝触摸不到的地方，还要放牢固，防止宝宝把电视弄倒砸伤自己。

妊娠期间哺乳

妊娠期间可以继续用母乳喂养大宝宝，你也可以借此机会坐下来，同大宝宝共享放松的时光。过去，人们对妊娠期间的母乳喂养心存忧虑，因为母乳喂养可能引发早产风险，但现在事实证明这种风险是极低的，人们已经不再这么担心了。

有些女性在怀上第二个宝宝后不久就让大宝宝断奶了，小宝宝出生后再恢复母乳喂养。还有一些女性则在整个妊娠期间继续用母乳喂养大宝宝，在小宝宝出生后同时喂养两个宝宝。然而，一些女性发现妊娠期间母乳喂养令人非常疲惫，应付不过来，最终决定让大宝宝断奶。

如果你在妊娠期间想让大宝宝断奶，那么最容易的断奶时间就是宝宝能用杯子喝奶，能吃辅食后。

不一样的经历

在妊娠期间，如果你一直在母乳喂养，乳头在某一天可能会突然产生酸痛感。其实，妊娠期间经常会出现乳房胀痛的现象。如果你在刚刚怀孕时正在进行母乳喂养，那么在哺乳期间乳头的敏感度可能突然提高，这是乳房的正常变化。很多人在给大宝宝哺乳时，乳头受到刺激后会变得格外疼痛，产生严重的不适感。有时，这种疼痛伴有烦躁

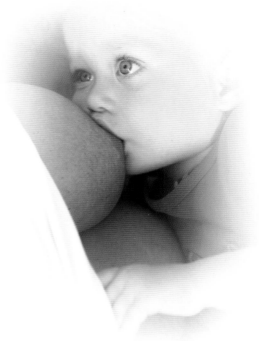

不安的情绪。乳头胀痛唯一的解决办法就是断奶。但随着孕周增加，乳头在哺乳时的痛感会有所缓解。

有些女性发现，妊娠期间母乳喂养会引发早孕反应，甚至比没有喂养时的孕吐还严重，在情绪低落时更是如此。经常改变母乳喂养的方法，比

了解更多	催产素

婴儿的吸吮动作会刺激母体分泌催产素，这种激素会刺激乳汁分泌，而且在你分娩时，催产素可以作用于子宫，使膨胀的子宫产生收缩。然而，在母乳喂养期间，吮吸乳头导致的催产素分泌量是非常少的，而引起宫缩所需的催产素水平则较高。此外，专家还认为，子宫只有在孕24周之后才会对催产素产生反应。

如尝试不同的哺乳姿势，可能有助于缓解这个问题。

乳汁的分泌量和质量也会出现一些变化。妊娠期间的很多激素会减少乳汁的分泌量，这种减少趋势从孕2~8周显现，并存在于整个妊娠期。分娩之后，乳汁分泌量会增加。

如果你的大宝宝既吃母乳也吃饭，那么乳汁分泌量的下降趋势会更加明显。如果你的宝宝大于6个月，就可以考虑断奶，乳汁分泌量的减少不会造成什么问题。

如果宝宝年龄太小，比如还不到6个月大，你要特别注意他的营养问题，要让他得到足够的营养。如果你的乳汁太少，可以考虑再喂他一些配方奶粉作为补充。这个问题可以向你的医生咨询一下。

在妊娠期间，乳汁的味道也会改变，正因为如此，一些大宝宝便不太愿意吃奶了，吃奶的次数和数量逐渐减少，直到断奶。

在妊娠期间，母乳喂养很可能不会给你带来舒适感，反而会带来一些问题。第一个问题是乳头疼痛，第二个问题是腹部隆起后很难找到一个舒服的哺乳姿势。虽然存在这些潜在的不适，如果你母乳喂养的决心十分坚定，而且不会损害自己的健康，那么你完全可以继续母乳喂养。

对营养的需求更多

如果你在妊娠期间进行母乳喂养，要特别注意照顾好自己的身体。你的身体支撑着两个宝宝，所以需要多放松和多休息。饮食尤为重要，因为足够的营养和热量对于满足你的大宝宝、小宝宝和你自身的需求具有至关重要的作用（见61页）。

如果你在妊娠期间进行母乳喂养的话，你需要和医护人员保持密切沟通。如果你有如下问题，如患有贫血、是素食主义者、正在补充铁或体重不增，那么你可能需要额外补充一些营养。

在某些情况下，比如你怀的是双胞胎或有早产史，那么很多医生会建议你给大宝宝断奶。在正常的妊娠过程中，如果你有注意照顾好自己，那么母乳喂养不会造成损害，宝宝也会被喂养得非常健康。然而，对于高风险孕妇而言，母乳喂养意味着胎儿可能会承受一些风险，一旦这些风险成为现实，那么母乳喂养就得不偿失了。如果你存在较高的早产风险，那么你的医生可能会建议你及早给大宝宝断奶。

分娩前给大宝宝断奶

前面提到，在妊娠期间，由于乳汁味道会出现变化，很多宝宝会自然而然地断奶。小宝宝出生后，你的乳汁会出现进一步的变化，会比较适合新生儿，而不适合年龄较大的宝宝。所以，大宝宝在你分娩后也有可能会自主断奶。

你可能和很多妈妈一样对断奶心存忧虑，认为这样会失去和宝宝保持亲密关系的特殊时刻，不知道该如何弥补。虽然刚开始断奶时宝宝可能会哭闹，但如果你对断奶一事抱着积极的态度，多转移宝宝的注意力，大多数宝宝能够很好地渡过这一关。你可以多拥抱大宝宝，这样你们仍然可以延续亲密时刻。你也可以和大宝宝讨论一下他能帮你和小宝宝做些什么，比如，大宝宝可以跟小宝宝说说话，给小宝宝唱唱歌，帮你拿纸尿裤、纸巾和奶瓶，等等。你也可以在喂小宝宝的时候给大宝宝讲故事。

同时喂养两个宝宝

然而，有些宝宝希望从母乳喂养过程中获得安全感，希望继续这种哺乳方式。同时给两个宝宝哺乳可能有点儿难度，但也不是不可能。小宝宝出生后，你的乳汁量会非常充足，但很多女性仍然发现同时为两个宝宝哺乳的经历会给她们带来非常大的压力。这时，你需要尝试寻找一种舒适的哺乳姿势。在哺乳时，你可以用一个枕头来支撑着小宝宝，让大宝宝采取坐着、跪着或躺着的姿势。

在分娩刚刚结束之际分泌的初乳是营养最丰富的，因此，应该确保先让小宝宝获得这些营养。等过一段时间，乳汁分泌旺盛时，先喂哪个宝宝都可以。你可以根据自己的情况决定同时喂两个，还是先喂一个再喂另一个，也可以两种方式交替进行。

有趣的是，小宝宝出生后，由于你同时为两个宝宝哺乳，乳腺中不会储存太多的奶水，乳房胀痛便会缓解一些。如果你的大宝宝先吃，那么小宝宝接着吮吸的时候，就不会那么费力。

有时候，如果大宝宝已经断奶或者从来没有吃过奶，那么小宝宝出生后，他可能想和小宝宝一起吃奶。这时，有些女性试图用书或玩具转移大宝宝的注意力，还有些女性会把乳汁挤到一个杯子里让大宝宝喝。大宝宝的这种兴趣往往持续时间不长。

让大宝宝为弟弟（或妹妹）的到来做好准备

你应该提前告诉大宝宝他将有个小弟弟或小妹妹，不要等到最后分娩时才告诉他，但别在刚怀孕儿周时说，因为宝宝的时间观念与成年人的时间观念不同，他无法区分一周和一个月，或者一个月和6个月之间的区别。如果你过早地告诉大宝宝，那么在长时间的等待中，他可能感觉很无聊。

最好在你的腹部已经隆起到大宝宝也能注意到的时候，比如孕5个月或孕6个月左右，再告诉他即将有个小弟弟或小妹妹。告诉他的时候语气要平静，不要觉得难为情。对话时的措辞要符合他的年龄段和理解力，避免一次性地给他灌输太多的信息。比如，最好告诉他："我要给你一个惊喜，我们很快要有新宝宝了。"尽量避免说："我怀孕了，3个月后我们将有一个新宝宝。"从首次跟大宝宝提起小宝宝时开始，尽量多使用积极的措辞，要告诉他小宝宝会很喜欢他，他将和小宝宝建立亲密的关系。

你可能会发现大宝宝报以冷淡的反应，或者即便他似乎很感兴趣，但想以后再说这件事，或者会突然哭起来。要鼓励他把担心的问题说出来，可以立刻就说，也可以以后再说。当宝宝向你

6 种方式——让宝宝参与进来

1 给大宝宝读读关于新生儿的书，最好是为了帮助宝宝接受新生宝宝而专门编写的。

2 让大宝宝逐渐适应新生儿，比如，带他见一见你朋友家的新生儿，这样，他在婴儿面前就会感觉自在一些。

3 让大宝宝玩儿"我们有个新宝宝"的游戏。给大宝宝买一个布娃娃，鼓励其扮演哥哥或姐姐的角色。

4 和大宝宝一起看他小时候的照片，让他看自己哭闹、洗澡或换尿片的照片。这样，对于弟弟或妹妹出生后的情形，大宝宝就会有一定的心理准备。

5 和大宝宝一起为小宝宝取名字。你先选定一个名字，然后征求下大宝宝的意见，这样大宝宝会觉得自己在和你一起做决定。

6 让大宝宝帮你选婴儿用品，你可以把选择范围缩小到两个，再让大宝宝帮你决定选哪一个，这样会让整个购物过程变得更容易。

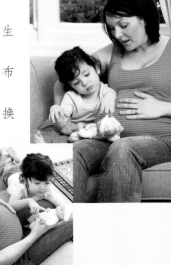

说出问题的时候，你的回答要尽量具体，要让他感到安慰。比如，如果他问："小宝宝出生后睡在哪儿？"最好回答说："你还睡在你的床上，我们会给他婴儿床睡。"而不是说："我们会安排的，你不必担心。"像这些在分娩前的对话和信息沟通有助于增强大宝宝对小宝宝的感情。

如果大宝宝一直在吃奶，而且你打算在小宝宝出生后同时喂养他们两个，那么你可以告诉他在吃奶的时候该注意些什么。你可以告诉大宝宝，由于小宝宝不能吃别的食物，只能喝乳汁，所以需要多喂几次。你可以让大宝宝看一些关于两个宝宝同时吃奶的图片。

如果大宝宝已经断奶，或者你从未给大宝宝母乳喂养过，那么在喂小宝宝的时候，可以让大宝宝在旁边看一看。你可以向大宝宝解释一下关于母乳喂养

你知道吗……

同时母乳喂养两个宝宝有助于减少他们之间的对立情绪。虽然大宝宝与小宝宝一起吃奶的时候可能会经常嫉妒小宝宝受到的优待，但同时喂养两个宝宝会让大宝宝产生较强的参与感，可以有更多的机会同妈妈在一起，不至于产生被疏远的感觉。

的问题，比如喝母乳是小宝宝吃饭的方式，会让小宝宝感受到母亲的爱和保护。

宝宝对母乳喂养感到好奇是很正常的，应该让宝宝有所了解，而不必向他隐瞒。大宝宝看到你哺乳的情景，就会了解到这是一种正常的、健康的喂养方式。

如何让其他人参与进来

让大宝宝与你的爱人或亲戚朋友多相处也是大有裨益的。一般来讲，小宝宝出生后，父亲要花费更多的时间去带孩子和做家务，所以不必等到小宝宝出生后才去鼓励爱人的参与。

也可以考虑让宝宝的爷爷奶奶参与进来，帮你们分担。大宝宝越习惯被其他人照顾，小宝宝出生后你的压力就越小。如果你打算请保姆，那么一定要让保姆在小宝宝出生前熟悉你的大宝宝。

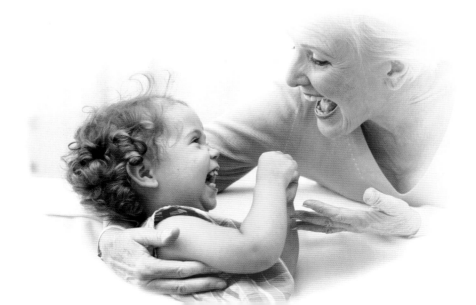

照顾生病的宝宝

照顾生病的宝宝既让人忧心，又占用大量时间，如果你正处于妊娠期，可能还担心会影响尚未出世的小宝宝。在妊娠期间，女性的免疫系统会自然受到抑制，更有可能患上一些感染性疾病。如果正处于孕4~9个月，一旦发生感染性疾病，更有可能出现如肺炎、呼吸困难、脱水等并发症。在少数情况下，这些问题会影响胎儿。

大多数儿科疾病虽然会令你和宝宝感到焦虑沮丧，但没有传染性。这些疾病包括皮肤病（如过敏性皮疹、湿疹等）和细菌感染（如脓疱病等）。对胎儿危害最大的是麻疹、风疹、水痘等疾病，但大多数女性要么已经接种过相关疫苗，要么小时候曾经患过这些病，已经具有了免疫力，在妊娠期间不会再患

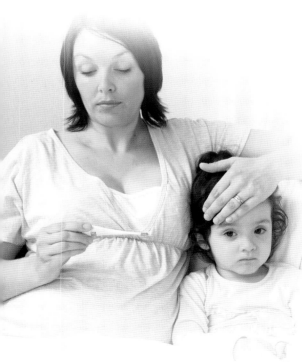

（如果你怀疑大宝宝得了这些病，仍然要立刻联系医生进行诊疗）。但流感，特别是猪流感，似乎对孕妇的危害更大，容易引发早产、死胎和自发性流产等问题。

如同其他传染病一样，猪流感也伴随着发热症状。研究表明，如果孕妇在孕期头3个月出现发热症状，那么胎儿出现神经管缺陷的风险就会增加一倍，还有可能造成其他负面影响。某些治疗发热的药物可以降低出生缺陷的风险。

一般注意事项

感冒病毒主要通过咳嗽和打喷嚏时的飞沫在人与人之间传播，也可以通过日常生活接触传播，即通过被污染的日常生活用品（如毛巾、餐具、门把手等）进行传播。因此，在照顾生病的宝宝时，一般需要采取下列防护措施：

• 鼓励宝宝在咳嗽或打喷嚏时遮住鼻子和嘴巴，你手边常备一些纸巾。

• 用肥皂和清水把手洗干净，或者用含有酒精的湿巾擦手。

• 要经常清洗门把手、玩具和其他用具。

• 为宝宝准备专用的毛巾，不要和其他家庭成员的毛巾混用，也不要放到一起。

• 如果宝宝患有传染性疾病，那就采取一定的隔离措施。理想的 "病房"应该是安静的，而且光线条件较好，这样一旦健康状况出现恶化的迹象，你很容易就能及时发现。

• 向医生咨询一下是否需要采取其他特殊的防护措施。

• 近距离接触宝宝的时候，要戴上口罩。

猪流感

猪流感不仅可能给孕妇及胎儿造成不良影响，还会增加婴儿和蹒跚学步的儿童患上严重疾病的风险。因此，及时识别猪流感症状是非常重要的。这些症状包括发热（体温38℃以上）、咳嗽、疲劳感、头痛、肌肉痛、流鼻涕、喉咙痛、恶心和腹泻。如果你怀疑宝宝患上了猪流感，及时就医是很重要的。如果可能的话，请另外找人来照顾你的孩子。如果诊断证明你感染了猪流感，医生可能会根据流感对你和胎儿的危害，以及药物的副作用决定是否给你用一些抗病毒药物，如乐感清（Relenza，英国葛兰素史克公司）或达菲（Tamiflu，瑞士罗氏制药公司）。乐感清的药效很容易到达喉咙和肺部的病灶，而血液或胎盘中的血药浓度水平一般不会出现显著增加，目前没有发现造成胎儿发育不良或畸形的情况。曾经有专家小组评估了女性在妊娠期间服用抗病毒药物的风险，结论表明其风险比猪流感带来的风险小得多。

数字体温计

发热是某种疾病的征兆，而且这种疾病可能对自己和胎儿产生不利影响。因此，你家里应该常备数字体温计，以便迅速测量孩子的体温。对于正在蹒跚学步的宝宝或年龄更大的宝宝，可以将体温计放到口中，如果宝宝年龄较小，可以放到腋窝。

有利于宝宝恢复的环境

宝宝生病时，可以对他房间的环境进行小小的改动，照顾他的时候就会容易一些。尽量不要让他待在你的房间

健康第一	风疹

现在，大多数宝宝都会接种风疹疫苗。如果你的宝宝也接种过，那你就不必担心他会把风疹病毒带回家。大多数医生会在妊娠期伊始检查孕妇血液中的抗体，看看她是否曾经接种过疫苗或曾经得过风疹。如果你有抗体，就不会感染风疹，胎儿也不会承受风险。如果你没有抗体，那么你的医生会建议你通过接种疫苗来预防未来孕期中的潜在问题。当你正在阅读这本书时，我们猜想你正在面临二次妊娠，医生已经在你首次妊娠期间给你接种了疫苗。在这种情况下，你没有什么可担心的。

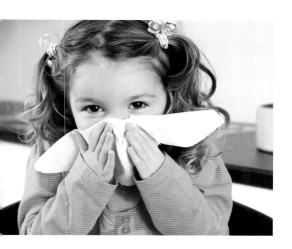

里或躺在你的床上，如果可能的话，给宝宝的房间安装一个监控器，通过显示器，你可以随时观察宝宝的状况，从而减少你去宝宝房间查看的次数。在宝宝的房间里，纸巾、手帕、湿巾要多准备一些，还要准备好体温计，以免为了拿东西而跑来跑去。

同样，由于宝宝可能发热，你应该准备一个装有水或果汁的手提冷却箱。它也可以用来存储冷水，给宝宝擦洗额头降温等，但要把所有药物锁在宝宝接触不到的地方。

可以在宝宝房间里挂一些宝宝喜欢的、色彩鲜艳的图片，在他的床边放一些书、漫画和简单的玩具，让他开心。你也可以在他房间放一台电视机和DVD播放器，给他播放故事和歌曲，这有助于分散宝宝的注意力，促进病情的好转。

巨细胞病毒感染

学龄前儿童经常感染巨细胞病毒，症状与感冒或流感的症状比较相似，比如发热、寒战和身体疼痛，但有时候也可以没有症状。大约一半的育龄女性的血液中含有巨细胞病毒抗体，这意味着她们已经感染过了巨细胞病毒，只是她们没有意识到。如果你在妊娠期开始之前感染过巨细胞病毒，那么胎儿承受的风险是极低的。然而，如果你是在妊娠期间第一次感染，则胎儿承受的风险就会上升。如果你是在孕期头3个月左右感染的，胎儿承受的风险就是最高的，因为这个时候将病毒传染给胎儿的可能性是最大的，听觉和视觉发育出现问题的风险很高，有时甚至会导致长期的学习障碍。这些问题其实非常罕见，新生儿的发生概率在1/20000~1/10000之间。

一些医生会在妊娠初期检测孕妇血液中是否含有巨细胞病毒抗体，尤其是经常接触学龄前儿童的孕妇。如果你的宝宝感染了巨细胞病毒或接触了感染这种病毒的人，你应该尽可能地不要直接接触你的宝宝，并经常洗手，还应该把情况告诉你的医生。因为你在妊娠期间有可能感染这种病毒，可以做羊膜穿刺术或详细的超声波检查来判断胎儿是否已经感染。

人类细小病毒感染（第五病）

这种感染在学龄前儿童之间是很常见的，也称为传染性红斑，其症状与流感症状相似，包括发热、寒战、喉咙痛，脸颊上还会出现红疹（"拍红性面颊"），使脸颊看起来就像被打了一样。成人也会感染这种疾病，最常见的症状是关节疼痛和僵硬，但一些人没有症状。如同巨细胞病毒一样，大多数妇女（75%）已经在过去感染过人类细小病毒，因此血液中已经存在抗体，胎儿在发育过程中就不会承受风险。然而，如果你之前没有感染过，而你的宝宝却感染了，那就尽快告诉医生，因为你也存在感染风险，可能会影响胎儿发育。胎儿感染人类细小病毒的主要风险是短暂贫血，虽然大多数情况下，胎儿都能承受这种风险，但有些情况下，如果贫血严重，就需要输血治疗。

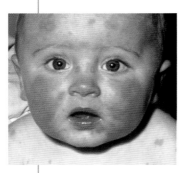

医生可能会建议你进行频繁的超声波检查来查看胎儿的贫血迹象。但一个好消息是，即使你的宝宝需要输血（再次说明，这种情况比较罕见），最终也能取得较好的治疗效果。

水痘

水痘具有高度传染性，所以你很有可能已经感染过这种疾病了，并且已经有了抗体。现在的大多数宝宝已经接种了水痘疫苗，所以感染概率非常低。如果你没有水痘-带状疱疹病毒的抗体，却在妊娠期间接触到了这种患者，那就尽快告诉你的医生，这样你就能尽快接种水痘-带状疱疹免疫球蛋白。这有助于防止病毒传染给正在发育的胎儿。即便你已经感染了，接种之后，你的症状也会有所减轻，这一点是很重要的，因为成人的症状往往比宝宝的症状严重得多。如果你是在分娩前后感染的，那么小宝宝出生后，医生会给他注射水痘-带状疱疹免疫球蛋白，阻断母婴传播途径，防止小宝宝被感染。

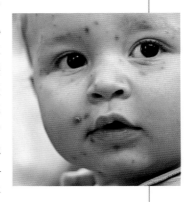

带状疱疹是由水痘-带状疱疹病毒引起的。如果你从未得过水痘，应避免接触带状疱疹患者。（编者注：带状疱疹往往是幼年感染水痘-带状疱疹病毒后，于成人期再次发病时的临床表现。）

维持好夫妻关系

第一个宝宝出生后，你和爱人肯定经历了巨大的变化。你们不得不应对第一次成为父母的压力，比如，你们需要承担新的责任，日常生活方式发生了变化，睡眠也不足。而第二个宝宝的到来会进一步影响你们的关系，你们将会承担更多新的责任，也将再次受到睡眠不足的困扰。

由于上述种种原因，许多夫妻发现他们的关系受到了影响。这时，多花一些时间相处是很重要的，可以真诚地谈谈心，以此表明虽然家里事情一大堆，但你们仍然关心着对方。

忙里偷闲，多聊聊天儿

缺乏睡眠会使你烦躁，再加上你们相处的时间更少了，所以，你们的关系很可能受到挑战。无论有没有宝宝在身边，希望你能为爱人多腾出一些时间，尽可能多地相处。沟通是维持良好关系的关键。怀第二个宝宝时，由于既要照顾大宝宝，又要照顾自己，往往非常忙碌，如果你对某件事情感到烦恼，就抽空和爱人平静地倾诉一下，不要选择宝宝哭闹或需要你照顾的忙碌时刻倾诉。你和你的爱人要相互理解，多找时间关注对方的需求。第二个宝宝出生后，这一点尤为重要。

多和家人享受惬意时光

作为家庭成员，你需要多陪伴家人。把宝宝放在童车里一起悠闲地散个步，或看蹒跚学步的宝宝在公园的沙坑里玩耍，都是放松、聊天儿的好机会。

与爱人的亲密

大宝宝出生后，你们的性生活很可能会受到影响，而二次妊娠则会进一步影响性生活。即使你们的性冲动是正常的，但由于时间的限制，再加上跟着蹒

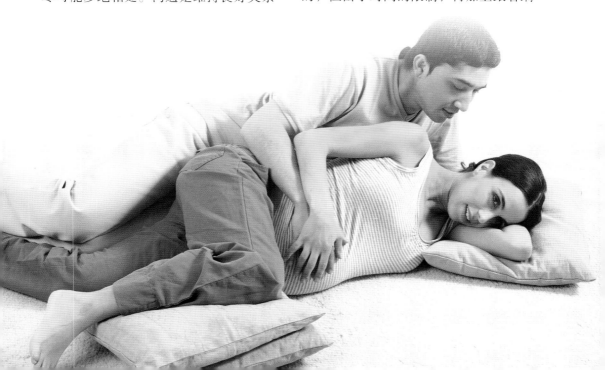

蹒学步的宝宝跑来跑去造成的疲惫感，肯定会影响你们之间的温存。一些夫妻在妊娠期间或宝宝出生后，会发现彼此之间的亲密感没有之前那么明显了。很多女性觉得自己怀孕时的魅力减少了，很难再把自己同性感联系起来，认为自己只是一个孕妇或母亲。多与爱人相处是维持亲密关系的关键，你会从中得到慰藉，相信爱人仍然爱着自己，自己仍然是有魅力的。

在与爱人相处的时间里，不要把过多精力放在性生活上，可以设法通过其他事情来帮助你们维持浪漫的关系。

然而，如果你和伴侣由于关系冷淡而感到痛苦，或者担心性生活影响胎儿，可以请教一下你的医生或助产士。不要羞于谈论这类问题。你的医生或助产士之前肯定已经处理过这些问题，并且可以为你们提供建议，帮你们解决问题。

分担照顾宝宝的责任

虽然你和爱人在照顾大宝宝的过程中形成了一种责任分担模式，但随着小宝宝的到来，你们需要重新审视一下原来的分担模式了。你们不仅要满足小宝宝的各种需求，还要兼顾大宝宝的需求，所以要好好讨论一下到底该如何照顾两个宝宝。如果在照顾大宝宝时，大部分责任都是你承担的，那么这一次要让你的爱人多承担一些。

你们可以制订一些责任分担计划，但小宝宝出生后，之前的很多计划可能会被打乱。要想办法培养大宝宝的独立

5 种做法——改善性生活

1 早点儿上床睡觉。虽然这不一定能保证你们产生性冲动，尤其是在前几分钟，但总比在精疲力竭后上床更有可能产生亲密感。

2 发挥创造性。你和伴侣可能由于疲劳或其他原因而不愿意过性生活，但除了性生活之外，你们在一起时也可以做其他很多事情来愉悦对方。

3 让宝宝睡在他自己的床上。如果让宝宝和你们睡在同一张床上，会严重影响你们的性生活。

4 把电视从卧室里移走。如果没有电视分散精力，你就会把更多的注意力转移到伴侣身上。

5 不要带着怒气去睡觉。如果你和爱人发生了不愉快，一定要在睡觉前解决，不然你们不会有心情去享受性生活。

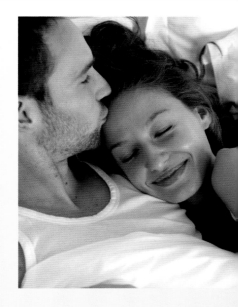

- 无论是否和宝宝在一起，为你的爱人多留出一些时间。
- 如果宝宝的爷爷奶奶或你的朋友提出愿意帮你照顾宝宝，那就接受他们的帮助。即便只有一两个小时，都能给你的心态带来很大的改变。
- 让你的爱人帮你多分担一些家务事。如果自己或爱人做得多，要懂得犒劳自己和赞美对方。
- 善待自己和对方，不要期望太高。有时候，你和爱人都会感觉很疲惫。这时，让自己歇一歇，餐具可以留到第二天再洗，起居室可以留到第二天再打扫，这都没什么关系，不要因此而焦虑。
- 多照顾对方，如果你的爱人白天非常疲惫，你可以帮他准备洗澡水，或轮到他该为孩子洗澡时让他休息。这种小举动会让他感觉非常温馨。他也会以同样的方式报答你！
- 在妊娠期间，你的激素水平会发生重大变化，会导致精力下降、晨吐、背部疼痛、性欲降低、乳房疼痛等问题。因此，经常因日常琐事而生气是不足为奇的。这很可能会影响你们的夫妻关系。要多和爱人相处，一起做喜欢的事情，放松身心。对待爱人，做事方式要灵活一些。如果你感觉很累，或者生病了，不要对爱人发脾气，也不必给他准备晚餐，可以让他自己去做饭，你去睡一个小时，精神就会好起来。
- 多沟通。你的伴侣可能也有自己的担忧，但要多沟通，互相支持，多倾听对方的心声。

意识，让你的爱人多陪陪大宝宝，这样你就可以多一些时间去照顾小宝宝了。

在宝宝出生之前，可以和你的爱人多出去走走，比如一起外出就餐，一起到风景优美的地方散步，交流一下在照顾大宝宝期间哪些做法比较好，哪些做法效果不佳。你甚至可以列出各种家务和情形。

及时解决问题

遇到问题时，尽量抽出时间，及时将其解决。当你们非常忙碌和疲惫时，偶尔可以留下一些事情，但如果经常如此，问题就会越积越多，即便小问题也有可能变成大问题。

如果你的宝宝目睹了你和爱人的争执，那么一定要让宝宝看到你们重归于好的情景，这样宝宝就不会带着郁闷情绪睡觉了。应该让宝宝们认识到，虽然你们有可能会发生分歧，但仍然深爱着对方。

呵护好夫妻关系

正如我们在前面所讲的那样，多相处是呵护夫妻关系的关键所在。理想情况下，每周安排一个时间，让别人帮你照顾宝宝，你和爱人一起出去散散心。也可以在宝宝入睡之后给你的爱人做一顿饭。之前照顾大宝宝期间，你可能曾经想过这么做，但由于生活的忙碌，计划很容易落空。现在，趁小宝宝还没出生，你还有机会实施这项计划，让关心爱人成为你日常生活的一部分。

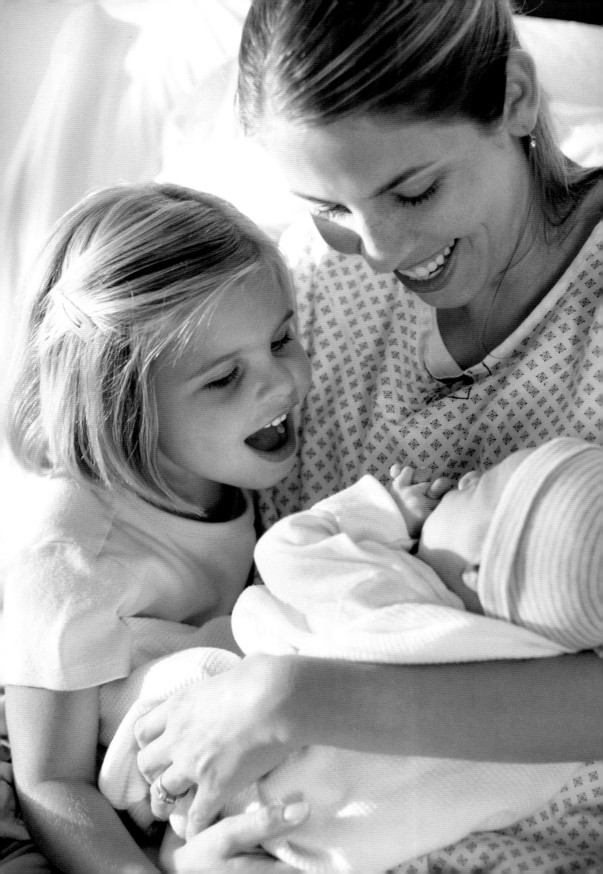

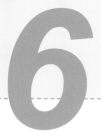

第二个宝宝的出生

DELIVERTY THE SECOND TIME AROUND

　　如果你的第一个宝宝是经阴道分娩，那么生第二个宝宝时，你很可能也会选择这种分娩方式。如果你上一次是剖宫产，那么这一次你可能会选择经阴道分娩或剖宫产。你可以根据自己的情况选择分娩地点，以及确认分娩的时候是否让大宝宝在场陪着你。

选择分娩时间与地点

上一次妊娠与分娩的经历可能让你非常满意，因此，这一次你可能打算选择同一家医院和同一名医生。很多女性会选择助产士或健康顾问帮助自己分娩，这样就会与其形成较为密切的关系。然而，即便你之前的经历让你非常满意，你仍然有可能需要重新安排。如果，你以前的经历没有达到你的预期，或者医院没有你想象的好，那么你要考虑一些备选方案。

如果你选择的是一位独立的助产士，她可以在医院或在家协助你分娩。如果你知道一直为你提供产前护理的那位助产士将会陪着你分娩，产后还会继续照顾你和宝宝，你的信心就会提升。如果你打算经阴道分娩，那么在你分娩过程中，医生或助产士采取的干预措施就比较少，用来缓解疼痛的药物也会用得比较少。在英国，如果你聘请了私人健康顾问，那么在你分娩的时候，这位顾问或助产士小组将会在分娩现场为你提供协助。

在英国，如果你选择在医院分娩，那么为你提供助产的将是医院产科的助产团队，产后初期为你提供服务的将是社区医生。

在医院分娩

由于医院的医疗设施较为齐全，而且助产技术已经取得了很大的进步，提高了产妇的舒适感，所以越来越受欢迎。然而，医院倾向于使用催产素之类的药物来加快分娩进度，而且医院不常像分娩中心那样提供水中分娩服务。从另一方面来讲，如果孕妇情况特殊，需要给予格外关注，或者需要剖宫产，那

6 个常见原因——二次分娩时需重新安排

1 你已经搬家了，需要在居住地点或工作地点附近分娩。
2 你首次分娩的满意度没有达到你的预期。
3 上次分娩过程比较复杂，而且二次妊娠分娩的风险也较高，你需要找一个能够处理高风险妊娠的医生。
4 你的医生或助产士无法再为你提供你所需要的服务。
5 你首次分娩的那个医院已经关闭了。
6 你与之前的医生或助产士存在分歧。

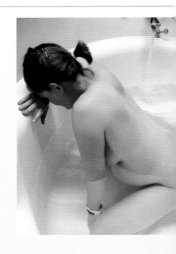

率则相对较低。由于胎位异常的胎儿经阴道分娩难度较大，所以很多产科医生会建议采取剖宫产，或通过外转位术，让胎儿恢复到头位。这需要通过按摩孕妇的腹部来完成。这种操作需要在孕37~38周左右进行，因为这时羊水相对充足，胎儿可以进行少量的活动。

外转位术的成功率为50%，对于二次妊娠或三次妊娠的女性而言，实施起来较为容易，因为她们的腹部皮肤较为松弛。但这种操作可能导致一些并发症，比如胎儿心跳速率放缓、胎盘脱离子宫壁等，但这些并发症并不常见。

如果外转位术不成功，或者你拒绝接受这种操作，那么可以选择剖宫产，以降低分娩风险。

帮助宝宝转位

如果你的宝宝是"臀位"与"横位"，你可以通过改变自己的姿势或通过想象来帮助他转到头位。在这方面没有大范围的调查研究，但很多人都表示下面一些方法可以起到一些作用。

要帮助胎儿实现转位，骨盆要高于腹部。要达到这一目的，孕妇可以平躺，膝盖弯曲，用4个枕头垫在臀部下面，使骨盆高于腹部。孕妇也可以采取膝胸卧位，排空膀胱，松解腰带，在床上跪卧，两小腿平放于床上，稍分开，大腿和床面垂直，胸贴床面，腹部悬空，臀部抬起，头转向一侧，两臂屈肘，放于头的两侧。

这类动作每天可以做两次，每次至少保持10分钟，这样可以让宝宝的头部浮动，逐渐转动到骨盆里面。

此外，一些女性发现如果自己经常想象着宝宝转位，也会产生一定的作用。在想象宝宝转位时，把精力集中在自己的腹部，努力放松腹部。每天做两次，每次做10分钟。

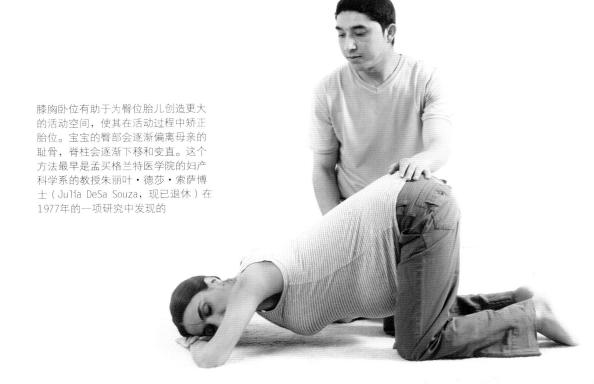

膝胸卧位有助于为臀位胎儿创造更大的活动空间，使其在活动过程中矫正胎位。宝宝的臀部会逐渐偏离母亲的耻骨，脊柱会逐渐下移和变直。这个方法最早是孟买格兰特医学院的妇产科学系的教授朱丽叶·德莎·索萨博士（Julia DeSa Souza，现已退休）在1977年的一项研究中发现的

二次分娩

对于二次分娩的孕妇而言，最好的（也是最坏的）一件事就是之前有过同样的经历！之前宫缩、疼痛、用力挤压胎儿以及产后恢复的经历都会让你产生恐惧感，但好在想起宝宝出生后给你带来的喜悦时，你的脑海会充满美好的回忆。大多数女性在二次分娩时都不像首次分娩时那么紧张了，压力感也小了很多，因为孕妇知道接下来会发生的事情，知道自己是否需要止痛药以及硬膜外麻醉，也知道分娩是怎么一回事，这一切都会起到安慰作用。但要记住，这次分娩未必和上次一模一样，仍然存在

一些不确定性，但二次分娩通常比首次分娩更容易，产程也比较短。

判断真正的分娩迹象

在首次妊娠时，宫颈通常到临产时才开始扩张。然而，在二次妊娠时，宫颈可能在临产前几周就已经扩张了2～3厘米，只是孕妇本人没有觉察到。虽然孕妇之前也经历过宫缩，但由于假性宫缩没有规律，且随着孕周增加而变得更加频繁，所以孕妇无法准确判断哪一次宫缩才是真正的临产先兆。这时，不要着急，也不要害羞，最好给你的助产士打电话，请她诊断一下，以免出现什么问题。

第一产程和第二产程都会缩短

第一产程是指有规律的宫缩开始到宫口开全（约为10厘米）。第二产程（胎儿娩出期）指从子宫口开全到胎儿娩出。在二次妊娠期间，好消息就是这两个产程往往都会缩短。

就整个分娩过程而言，初产妇可能需要12～14个小时，经产妇大约需要8个小时。这一现象有几个原因：首先，宫颈似乎有记忆力，在二次分娩时宫颈口扩张速度较快。此外，正如前面提到的那样，宫颈口在临产前就已经开始扩张了。很多产妇仍然记得如何用力才能更加有效地挤压胎儿。第二产程，初产妇约需1～2个小时，经产妇较快，一般只需要20分钟左右。

虽然对于大部分经产妇而言第二产

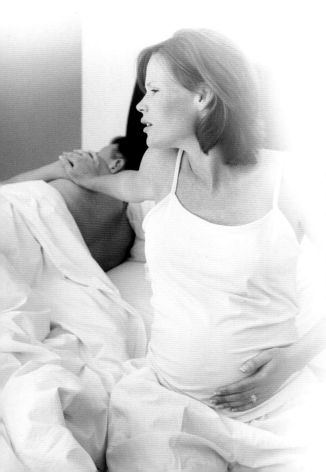

程都比较短，但也会出现例外情况，如胎儿体型较大或胎位不正，加剧了经阴道分娩的难度，有时候甚至需要紧急实行剖宫产。在分娩前要针对可能出现的突发情况做好预案。充分的准备工作是非常重要的。

缓解分娩阵痛

毫无疑问，对大多数女性而言，分娩过程伴随着强烈的阵痛。在分娩前，孕妇可以参加分娩课程，这类课程会教你很多用来缓解分娩阵痛的方法，但大多数产妇倾向于在分娩过程中的某个时间点使用某种干预措施来缓解疼痛。这类措施通常有两类，包括使用止痛药和实行局部麻醉术（如硬膜外麻醉术）。硬膜外麻醉术指将麻醉药注入脊髓腔外的间隙中，阻滞脊神经根，暂时使其支配区域产生麻痹。这是缓解疼痛的一个有效办法，今天很多产妇都会选择这种麻醉术来实现最佳的止痛效果。

很多初产妇都希望尽可能地实现自然分娩，甚至连止痛药和麻醉药都不用，但最后不得不接受局部麻醉术。我们见过很多这样的病人。她们体验到硬膜外麻醉术良好的止痛效果之后，都会情不自禁地说："我为什么等那么久才想到麻醉呢？我当时在想什么呢？"经历过首次妊娠之后，如果你不想再经历分娩的痛苦和困难，那么在二次分娩时，止痛药或局部麻醉术是不错的选择。

然而，如果你首次分娩时没有使用任何止痛药或麻醉术，并且觉得这样比较适合你，那么在二次妊娠时你同样可以选择这种方式。如果你首次分娩时使用了止痛药，而现在想以更加自然的方式分娩，不想用止痛药了，那么你也可以不用，毕竟无论是止痛药，还是麻醉术，都有一定的副作用。以硬膜外麻醉术为例，在实行硬膜外麻醉术时，需要进行静脉注射，使用胎心监护仪，产后通常还得卧床休息一段时间，有些女性甚至会因此出现背部疼痛的症状，睡觉时很难找到一个舒适的姿势。哌替啶这种止痛药可能会引发恶心呕吐，还可能影响记忆力。

会阴切开术

会阴切开术是在分娩过程中为扩大阴道开口而做的一个小手术。会阴指肛门和外生殖器之间的软组织。会阴切开术可以分为旁正中切开术（以左侧切开常用，由阴道后联合中点向左侧斜下约45°，长约4~5厘米）和正中切开术（在会阴后联合中部向下剪开，约3~4厘米）。不同国家使用会阴切开术的比例相差很大。在英国，

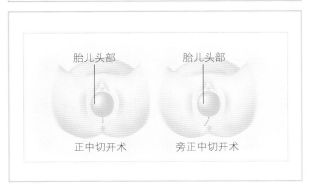

会阴切口

胎儿头部　　　　胎儿头部

正中切开术　　　旁正中切开术

这个比例约为14%，美国约为25%，瑞典约为1%，阿根廷约为80%。

会阴切开术有利有弊。一方面，它可以防止会阴在分娩中过度伸展及胎头长时间压迫造成的严重撕裂，缩短产程，而且伤口整齐，愈合较快。但至于是否能降低严重撕裂的概率，至今仍然存在争议。

另一方面，会阴切开术具有一些潜在的副作用，包括增加产后疼痛、失血过多和加大未来妊娠过程中的会阴撕裂风险。现在，大部分助产士不会把会阴切开术作为一种常规做法，但在实际分娩过程中会视具体情况决定是否要做这个小手术。

如果你在首次分娩时经历过会阴切开术，这并不意味着在二次分娩时也需要。事实上，由于阴道组织的弹性往往非常好，你可能不需要接受这种手术。如果你在首次分娩时没有接受这种手术，那么你在二次分娩时也很有可能不需要，但如果出现了一些不可预见的紧急情况，比如胎儿心率突然放缓、肩膀露出困难等，会阴切开术仍然是有必要的。

剖宫产后阴道分娩

如果首次分娩是剖宫产,那么二次分娩究竟是再次剖宫产,还是尝试着经阴道分娩呢?这种趋势并不是固定不变的。很多年前,主流的想法是一旦首次分娩是剖宫产,二次分娩时往往也需要剖宫产。但到了20世纪90年代,主流趋势却发生了变化,剖宫产后阴道分娩占据了上风。到了21世纪初,很多新数据表明剖宫产后阴道分娩容易导致子宫破裂,那些使用某些引产药物的产妇更是如此。所以,主导理念再次发生了变化,二次剖宫产占据了上风。今天,医生和产妇又开始认为剖宫产后阴道分娩可作为一种选择。

利与弊

剖宫产后阴道分娩有利也有弊。从医学角度来讲,如果成功地实现经阴道分娩,产妇的住院时间就比较短,产后恢复得比较快,腿部或肺部出现血凝块、需要输血、发热、伤口感染、产后宫内感染以及宫内形成瘢痕组织的概率都比较低,而且对于那些希望多生几个宝宝的产妇而言,这还意味着其未来分娩时可以继续选择经阴道分娩。

除了上述这些医学上的好处之外,还有心理或情感上的好处。如果产妇首次分娩时原本希望经阴道分娩,但最后未能如愿以偿,那么二次分娩时,如果能成功实现经阴道分娩,她就会体验到精神上的满足感,收获这种新体验带来的喜悦感。

剖宫产后阴道分娩虽然具有上述这些好处,但还存在一些风险,你必须慎重考虑。其中,最严重、最令人担心的风险就是子宫破裂,子宫上的刀口处可能会破裂,危及产妇和胎儿。

子宫破裂可以分为完全性子宫破裂和不完全性子宫破裂,后者的严重性要小于前者。完全性子宫破裂是指子宫壁全层破裂,使宫腔与腹腔相通。不完全性子宫破裂是指子宫肌层部分或全层破裂,但浆膜层完整,宫腔与腹腔不相通,胎儿及其附属物仍在宫腔内。

如果你之前只有过一次剖宫产史,而且是下腹横切口,子宫上没有其他瘢痕,也没有其他需要剖宫产的产科症状

剖宫产的两种切口

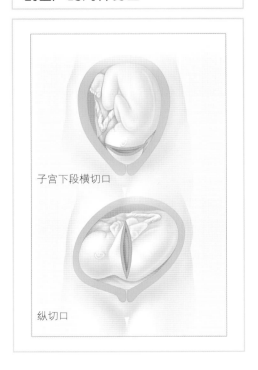

子宫下段横切口

纵切口

（比如前置胎盘、胎位不正等），而且是在医院分娩，那么你可能想在二次分娩时尝试一下经阴道分娩，一旦这个过程中出现了紧急情况，你可以很快被转移到产科病房，接受产科医生的手术。在做决定时，你要完全明白上面提到的风险。

要知道，腹部切口瘢痕的类型并不一定能反映出子宫切口瘢痕的类型。你的医生或助产士应该有一份上次剖宫产的手术记录，这样可以更好地了解你的情况以及可能出现的风险，并给你提出建议。

要知道，对于大多数女性而言，剖宫产后阴道分娩是非常安全的，但也有一些罕见的风险。虽然剖宫产后阴道分娩导致的胎儿死亡率高于再次剖宫产的胎儿死亡率，但这种情况仍然是极其罕见的。无论选择哪一种分娩方式，产妇死亡的情况都是极其罕见的。

那么剖宫产后阴道分娩的成功率有多高呢？这个答案会让你很高兴，因为成功率约为60%~80%，而且在111页所列的一些情况下尤其容易成功。

如果你之前接受过剖宫产手术，那么二次分娩时的安排与之前没有接受过剖宫产手术的产妇有所不同。你不应该在家分娩，而应该到医院分娩，一旦分娩过程中出现什么紧急情况，可以及时地转移到手术室，接受麻醉手术，而且可能需要持续性地监测胎儿心率和你的宫缩。催产素必须慎用。前列腺素E_1等可以用来引产的药物也不要使用，因为这类药物会对子宫造成过度刺激，增加子宫破裂的风险。

提前做好安排

因为剖宫产后阴道分娩是否可行仍

了解更多 | **完全性子宫破裂和不完全性子宫破裂**

如果你在剖宫产后成功地实现了经阴道分娩，那么医生会检查你的子宫壁，看上次剖宫产留下的子宫瘢痕是否完好无损。如果发现瘢痕部分裂开，则属于不完全性子宫破裂。这种并发症也可见于尝试剖宫产后阴道分娩，但最终改做剖宫产的情况。如果医生在二次剖宫产术中发现子宫瘢痕裂开，就会警告你以后不应该尝试经阴道分娩了。

然而，如果产妇出现了完全性子宫破裂，则有可能出现一些严重的并发症，最常见的是胎儿心率下降。此外，完全性子宫破裂还可能导致失血过多，但这种情况相当罕见。出现完全性子宫破裂的概率在一定程度上取决于上次剖宫产时的切口类型。最常见的切口是在子宫下部的横切口。这种切口导致子宫破裂的概率最低（0.2%~1.5%）。如果是纵切口，也就是经典切口，那么子宫破裂的概率则会高达4%~9%。在早产、前置胎盘以及横位的情况下，医生采取纵切口的可能性较大（但也不一定会这么做）。

然存在争议，并不是每一个医院、医生或助产士都会赞同，所以，如果你打算尝试的话，就要提前做好调查研究，看看哪家医院愿意帮你做这个安排，以免到分娩时失望。

和当地的医院确认一下是否允许剖宫产后阴道分娩，毕竟不是所有医院都允许这种分娩方式。除了询问医院这方面的政策之外，还要问一下剖宫产的费用。如果你知道谁在剖宫产后成功实现了经阴道分娩，那么你可以多问问她们是否知道哪些医生支持这种分娩方式。你也可以多读一些关于剖宫产和剖宫产后阴道分娩的著作，以便了解更多知识。

你可以同你的医生、助产士和医院谈谈你对经阴道分娩的意向。可能有人会劝阻你，还可能有人向你详细介绍有关剖宫产后阴道分娩的统计资料，然后让你自己做出选择。无论是哪一种情况，记住，要分娩的是你自己，而不是别人，根据自身情况，并综合考虑专业人士的建议，然后做出最佳的选择。

在决定是否要尝试经阴道分娩时，还要考虑你打算生多少个宝宝。如果你想有一个大家庭，你可能更加倾向于尝试一下经阴道分娩，以规避再次剖宫产造成的风险（下文有详细介绍）。另一方面，如果你只打算要两个宝宝，那么你可能会再次接受剖宫产，以避免子宫破裂的风险。

7 种情况——剖宫产后阴道分娩比较容易成功

1 有过经阴道顺产或剖宫产后成功实现经阴道分娩的经历。

2 上次是由于臀位或前置胎盘等非复发性因素而实行剖宫产手术的，而二次妊娠时这些因素没有出现。

3 上次剖宫产是在宫口扩张之前或刚刚开始时进行的（而不是在宫口全开之后进行的）。

4 此次分娩是自发的（没有采取引产措施），羊水是自己破的。

5 没有为了加快分娩速度而输液。

6 助产士用胎心监护仪或超声仪器定时监测婴儿的心跳。

7 你在分娩前经常走动，并且尽量让身体保持直立状态。

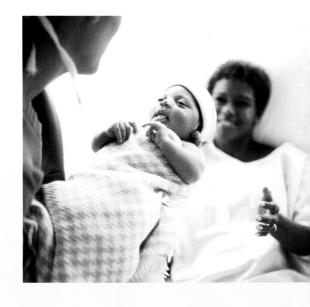

二次剖宫产

对于二次分娩，有时不得不再次采用剖宫产手术。如果你原本打算经阴道分娩，但最后不得不实施剖宫产，你可能会失望，甚至有挫败感。虽然这是可以理解的，但要记住，对于分娩，最终目标是确保宝宝和你的健康安全。剖宫产分为计划性剖宫产、非计划性剖宫产和紧急剖宫产。

二次剖宫产的时机

如果你已经决定剖宫产，那么第二件事就是确定手术日期。一般情况下，这个决定应该以胎龄为基础，在孕39~40周左右做剖宫产是最理想的，因为这时产妇羊水破裂的概率比较低，而且新生儿出现并发症（如呼吸道问题等需要送入新生儿重症监护室的疾病，以及死胎）的风险最小。如果你子宫上的瘢痕很有可能增加子宫破裂的风险，那么选择剖宫产是一个明智的决定。

两次以上剖宫产的风险

如果你打算做第三次剖宫产，你要慎重地和你的医生做一个详细全面的预案。如果剖宫产超过两次，就会增加植入性胎盘、瘢痕组织增生和子宫出血的概率（可能需要采取子宫切除术），膀胱或肠管损伤的风险也会增加。医生可能会采取额外的预防措施，比如准备更多的血液，以备紧急情况下进行输血。

剖宫产的类型

可实施计划性剖宫产的情况：

- 胎儿体型过大。对于糖尿病产妇，如果估算胎儿重量超过4500克，则为体重过大；对于非糖尿病产妇，如果估算胎儿重量超过5000克，则为体重过大。
- 产妇存在前置胎盘或前置血管（胎盘或脐带位于子宫颈上面）。
- 胎位不正（横位或臀位）。
- 之前子宫接受过手术（子宫肌瘤切除术、剖宫产等）。
- 多胎妊娠。
- 产妇患有某些疾病（比如心脏病、炎性肠道疾病）。
- 产妇希望剖宫产。

可实施非计划性且非紧急剖宫产的情况：

- 胎儿过大导致通过产道十分困难，以至于分娩无法继续或进度缓慢，或婴儿头部的位置导致经阴道分娩十分困难。
- 胎心监测表明婴儿状况不允许继续经阴道分娩。
- 产妇的一些疾病出现恶化迹象（如子痫前期、心脏病等）。

需要实施紧急剖宫产的情况：

- 胎儿心率长时间下降。
- 产妇失血过多。
- 出现了脐带脱垂等威胁胎儿生命的紧急情况。

让大宝宝和爱人参与进来

很多女性选择在家分娩的一个主要原因就是她们觉得有家人在身边，能够获得更多的支持，幸福感更强烈，能够缓解分娩的痛苦。

是否要让大宝宝到场

无论是在家、在医院，还是在分娩中心分娩，都可以考虑一下是否要让你的大宝宝到场。但是，需要先确认一下医院或分娩中心是否允许儿童到场。即便你打算在家分娩，在决定是否让大宝宝在场时，也要考虑一些重要的因素，如大宝宝的年龄、成熟度以及对这件事的兴趣。

如果大宝宝还不到4岁，还无法理解究竟什么是分娩，你的痛苦模样、阴道出血或手臂在输液的情景都有可能让他感到害怕，而不是产生积极的影响。如果你的宝宝已经长大了，那么可以问他是否想看你分娩的情景。

如果大宝宝表现出强烈的兴趣和热情，那么你可以给他解释一下分娩过程中会发生的事情。如果你在医院分娩，可以让他看一看产房的图片。你也可以给他解释一下需要做的检查以及小宝宝是怎么出生的。一定要让宝宝知道有时候分娩过程中会出现一些意外情况，而且你有可能会被从家转到医院，或者从产房转移到手术室做剖宫产手术。

让你的大宝宝看一些关于分娩方面的书籍或教育类视频可能有助于增进他对分娩的了解。记住，当分娩真正开始时，需要很久才结束，所以，要给大宝宝找点儿事情做，让他忙碌起来，这样他就不会感觉枯燥了。

还要记住，无论你的大宝宝看起来多么成熟或者多么激动，他最终看到分娩情景时的反应都有可能出乎你的意料。有时候，即便对于一个相当成熟的宝宝而言，产房的气氛仍然显得太紧张，他仍然可能很害怕。所以，要有一个成年人陪着宝宝，如果宝宝感觉不舒服，就把宝宝送到产房外面，并且要让宝宝知道，虽然他中途离开了产房，但你并不会因此感到失望。

爱人在你二次妊娠和分娩时的反应

当你二次妊娠时，你的爱人可能不像你首次妊娠时那么上心了。当你感觉到胎动时，他可能不会像以前那样惊讶了，而且对于妊娠类书籍也不那么感兴趣了。他不会准时参加每一次产前课程，也不会像以前那样认真地去约医生或助产士了。其实，这种情况是很普遍的，你自己也可能一时疏忽而忘了补充维生素，对于吃什么、如何为小宝宝的出生做准备也不那么上心了。这些都是正常的，而且宝宝出生后可能会继续存在。这种态度的好处是你们不像以前那么焦虑了，能更好地放松。即便在产房中，也可能比首次分娩时放松。

如果你的爱人看起来不那么上心，显得更为平静，并不意味着他对你不感兴趣，也不意味着他对小宝宝的出生没有期待。这一切只是因为他已经有过这种经历了，所以显得比较轻松。

产后情绪不稳与产后抑郁症

产妇及其家人和朋友可能认为分娩之后的一段时间肯定充满了欣喜、欢乐与幸福。但真实情况是非常不乐观的，因为高达20%~80%的产妇都会在某种程度上出现产后情绪不稳，甚至出现产后抑郁症，而且这部分女性中，50%的人都是二次分娩或三次分娩。

产后情绪不稳通常持续时间不长，一般会伴随着情绪波动、焦虑、失眠，有时还会莫名其妙地哭泣。大约40%~80%的女性会在产后2~3天开始出现这些情绪变化，通常在两周之内就会自愈。

另一方面，大约10%的产妇会患上产后抑郁症。即便你首次分娩后没有出现抑郁症，二次分娩后仍然存在这种风险。产后忧郁症的症状包括失眠（即使宝宝睡着了也无法入眠）、食欲不振、体重迅速下降、长期精力不足、焦虑、感到不知所措而不能照顾宝宝、觉得自己不是一个合格的母亲、与宝宝没有建立情感纽带、与宝宝在一起时没有快乐感。有些女性甚至会产生伤害自己或宝宝的想法，但很少流露出来。

寻求帮助

如果你感觉自己出现了上述症状，那你就需要告诉为你提供健康护理的人。这一点是很重要的。如果你患上了产后抑郁症，那就找出问题的根源，通过药物、充分睡眠、心理疗法或婚姻疗法等方法来缓解症状。最重要的是，要记住不要因为患有产后情绪不稳或产后抑郁症而产生负罪感，因为这并不意味

你知道吗……

产后抑郁症

下列几种因素会提高女性患产后抑郁症的风险：

- 怀孕期间生活压力大。
- 婚姻生活中经常遭遇矛盾和冲突。
- 长期缺乏爱人的陪伴。
- 意外怀孕。
- 曾经患过抑郁症，经常焦虑。
- 在照顾宝宝的问题上感觉心理压力很大。
- 家人与朋友无法提供充分的帮助。
- 有家族精神病史。

着你对宝宝的爱有所减少。事实上，通过寻求帮助，反而能够最好地照顾自己和家人。

男性也会患产后抑郁症吗？

长期以来，人们一直认为只有女性才会患产后抑郁症，但近年来，研究人员发现男性也会患，应该认真对待这个问题。英国有研究机构曾经面向8000名父亲做过一次调查，结果发现妻子分娩8个月后，4%的男性患上了产后抑郁症，而女性则为10%。当然，小宝宝出生后，几乎每个人都会度过几周难熬的日子，但如果这种痛苦的感觉一直存在，就会演变成抑郁症。如果一名父亲患上了产后抑郁症，严重的情况下甚至会离家出走或产生自杀倾向，这对家庭

而言是灾难性的。研究人员还发现，患有产后抑郁症的父亲对其儿子的影响尤其不好，因为男孩儿受父母行为影响的时间比较早。

对于男性而言，一个非常严重的问题在于他们不太愿意向别人求助。因此，如果你怀疑你的爱人患有产后抑郁症，就好好和他聊聊，如果有必要的话，向你的医生求助。

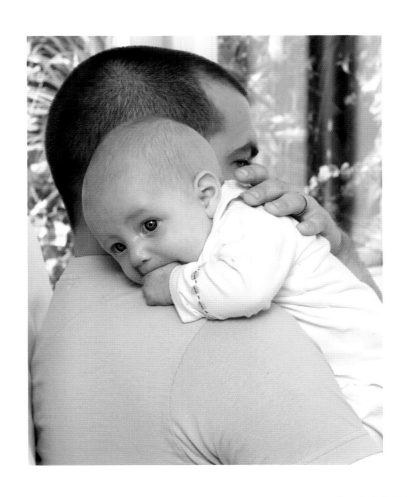

产后恢复

产后恢复的速度取决于多重因素，包括分娩方式以及是否母乳喂养。如果分娩方式是并不复杂的经阴道分娩，那么你分娩结束后24小时之内就可以回家了。在英国，社区助产士会到你家里拜访你，帮你做产后护理以及宝宝护理。过几周，健康随访员会继续照顾你。健康随访员一般是接受过良好教育的助产士，其工作职责就是拜访需要医疗护理服务的人（比如产妇），就某些医疗护理提供建议。你的宝宝从出生后到入学前，都在健康随访员的服务范围之内。

疤痕的护理

如果你接受了剖宫产手术，你离开医院时，下腹部疤痕周围恐怕不再像以前那么柔软了。如果你还感觉疼痛，那就继续采取止痛措施来缓解疼痛，并且多走动。刀口处拆线之后会留下一个凸起的、坚硬的疤痕，这是正常的，但在产后恢复过程中，疤痕会逐渐软化。疤痕周围的皮肤和肌肉可能会长时间失去知觉。对于有些女性而言，疤痕周围的

知觉永远不会恢复。

健康随访员会告诉你如何做好疤痕护理。你也要留意是否出现了红肿症状。你要非常熟悉疤痕，一旦出现异常情况，要及时发现。如果你感觉腹部不舒服，也可在没有感染的情况下试着做一下热敷。

产后宫缩阵痛

分娩结束后，你的子宫会逐渐恢复到妊娠之前的大小和位置。首次分娩后，你可能不会注意到这个过程，但二次分娩后由于这个过程会非常疼痛，有些女性可能需要使用药物来缓解，而且妊娠次数越多，疼痛感越强烈。主要原因是妊娠与分娩次数越多，肌肉张力越小，即肌肉细胞的牵引力越小，子宫恢复得越慢，宫缩次数就越多，疼痛时间也会相应延长。分娩结束一两天之后，宫缩阵痛最严重，子宫需要6周甚至更久才会恢复到正常大小。母乳喂养会加剧宫缩，因为宝宝的吮吸动作会刺激催产素的分泌，这种激素会刺激宫缩。正是由于这个原因，医生和助产士会建议你母乳喂养，以促进子宫恢复。

你可以通过下面一些方法来缓解宫缩

健康第一	剖腹产
如果刀口处疼痛、红肿或有流出物，就要寻求医生的帮助了。如果流出物止住之后又复发，或不到1个小时就把衣服浸湿，或流出物颜色逐渐变红，就要立即告诉医生或助产士。	

引起的阵痛，但如果几天之后疼痛感没有缓解或变得让你无法忍受，那就联系你的医生或助产士，因为这可能预示着子宫内部出现了感染或其他需要治疗的问题。

• 经常排尿，即使尿意不明显，也要坚持排，因为充盈的膀胱会挤压子宫，影响宫缩。

• 面朝下趴在床上，下腹部放一个枕头。

• 轻轻按摩小腹。

• 服用布洛芬止痛。

产后锻炼方式

如果你不是经阴道分娩，而是通过剖宫产手术分娩，那么你的医生可能建议你在分娩结束6周之后再恢复以往的锻炼。此外，如果你在分娩前就不经常锻炼，那么分娩后不要急于开始锻炼，而要缓缓开始。要记住，只要开始锻炼，何时都不算晚，开始锻炼的时间越早，身材恢复得越快，你的感觉也会更好。

妊娠给身体造成的很多变化在分娩6~12周之后继续存在，所以你在分娩后要逐渐开始锻炼，不要操之过急。要多回想一下妊娠前的好身材，这样会激励自己。如果你在妊娠期间就能每天跑5英里，那么你产后可以早一点儿恢复锻炼。

对于二次分娩的女性而言，她们

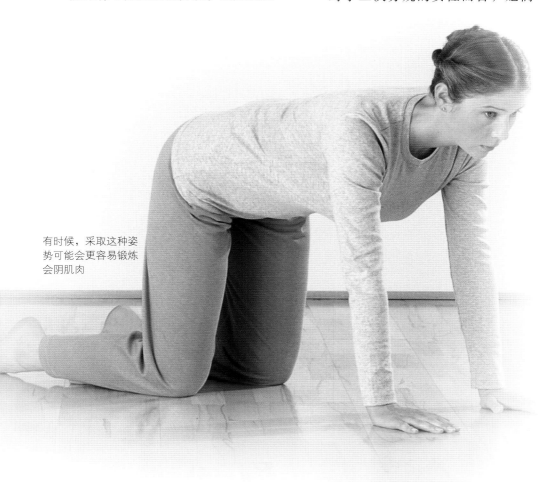

有时候，采取这种姿势可能会更容易锻炼会阴肌肉

的身材可能需要更长的时间才能恢复到可以穿孕前牛仔裤的程度，因为她们的腹壁肌肉组织经历了二次拉伸，需要更多时间才能恢复紧致。此外，对于二次妊娠的女性而言，体重可能会增加得更多。

盆底肌肉也需要锻炼，因为你可能发现如果自己大笑或突然移动，就很难控制膀胱括约肌，这是由盆底肌肉松弛导致的。

尽量找时间去锻炼身体。即便在天气好的时候同大宝宝一起长距离散步，也是非常有益于健康的。

产后会阴锻炼

在妊娠期间，会阴锻炼很重要，而产后会阴锻炼更重要。你可以按照前文（见70页）介绍的方法去锻炼，更好地控制盆底肌肉之后可以再做下面的锻炼。

肛门、阴道和膀胱周围都有独立的肌肉组织，你可以单独针对每一处肌肉组织做收缩锻炼。先努力收缩肛门周围的肌肉，然后放松；再努力收缩阴道周围的肌肉（即你在性生活中用到的肌肉），然后放松；最后收缩膀胱括约肌（即你控制排尿时用到的肌肉），然后放松。坚持按照这种"后部—中部—前部"的顺序进行锻炼，最后肯定能够完全控制你的盆底肌肉。在放松之前，每次收缩至少坚持1分钟，每天至少做3次。

合理的饮食

如果你进行母乳喂养，就需要多补充一些热量，多喝点儿水。母乳喂养会刺激催产素的分泌，进而刺激宫缩，而且能够促进热量消耗，让腹部早日恢复到妊娠前的状态。但由于乳腺在泌乳，乳房仍然膨胀，而且在停止母乳喂养之前，你的体重可能也不会恢复到妊娠前的水平。虽然一些女性产后恢复得比较快，但很多女性需要10~14个月才能恢复到妊娠前的体重、精力和体力。

如果你不是母乳喂养，而是喂奶粉，就不需要额外补充热量了，但需要丰富多样的饮食来确保充分摄入所需营养。在日常饮食中，要合理搭配水果、蔬菜、瘦肉（猪肉）、家禽肉（鸡、鸭、鹅等）、鱼肉、大豆以及碳水化合物类食品（米、面包、面条）等。

不要为了减轻体重而刻意节食或服用减肥药。从长远来看，这些做法不利于减轻体重，反而会导致你产生严重的疲惫感。

产后检查

分娩6周后，你需要到医院做检查，以确保你顺利康复。如果你采取的分娩方式是剖宫产，那么在产后第12周还要再做一次检查。

这些检查包括：
• 测体重；
• 测血压；
• 尿检。

此外，医生还会检查一下腹部刀口、子宫，以及盆底肌肉组织的恢复情况。

如果你在过去3年内没有做过子宫颈涂片检查，那么医生可能会建议你在分娩3个月后做一次。同样，如果你在出院之前对风疹（又称"德国麻疹"）没有免疫能力，且没有接种风疹疫苗，那么医生可能会在产后复查时为你注射疫苗。

分娩之后，要认真对待避孕问题。其实，你在出院时就应该和产科医生探讨一下这个问题。你可以考虑在适当的时机选择上环，即放置宫内节育器。

如果你们不打算再生宝宝，可以同医生探讨一下输卵管或输精管结扎术的可行性。

你的医生需要了解你的阴道分泌物情况、月经恢复情况以及是否经常感觉疲惫、情绪低落或抑郁。如果你在憋尿、排气等方面有问题，一定要告诉医生。

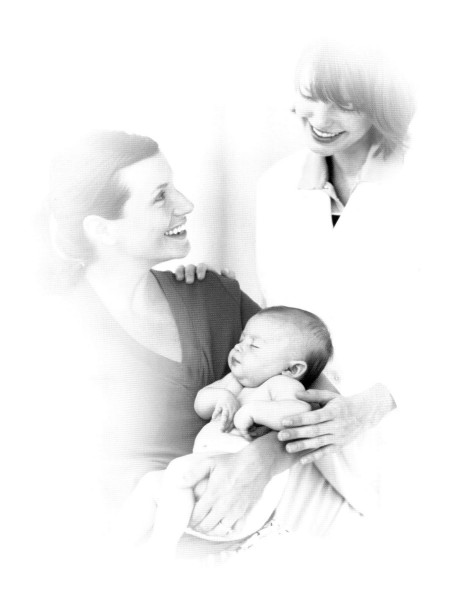

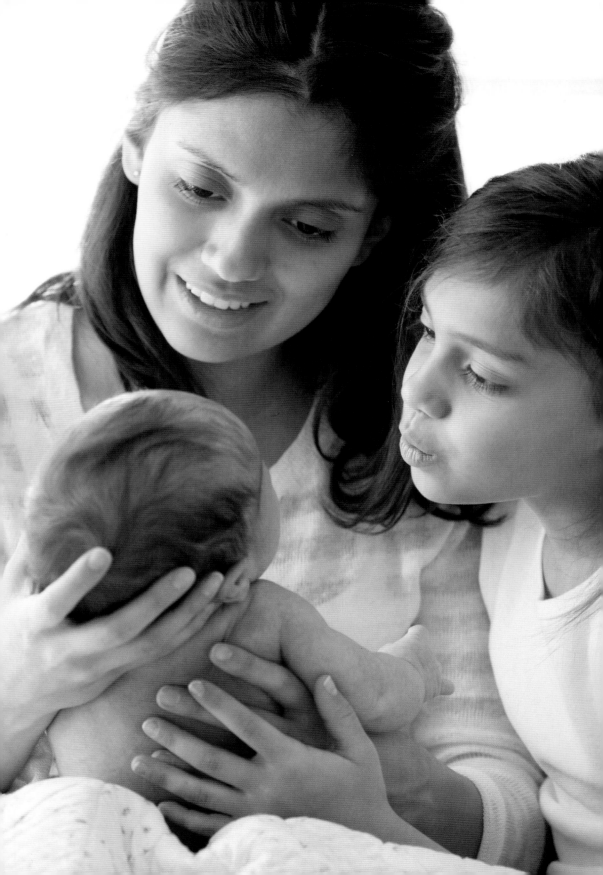

7

第二次为人父母

SECOND TIME PARENT

　　第二个宝宝终于出生了，给你的家庭带来了巨大变化。你可能会惊讶地发现自己很快就能用爱心接纳这个新的家庭成员，你会获得巨大的力量来应对新挑战。虽然未来不可能一帆风顺，虽然你的大宝宝对于小弟弟或小妹妹的到来并没有显得很激动，但你很快就会发现，有两个宝宝或三个宝宝的家庭会更加快乐，就像人们常说的那样，家人越多越快乐。

你的担忧

　　无论你担心什么，都不应该担心无法管理好日常家务，因为在此之前，你已经养育过一个宝宝了，并积累了第一手的婴儿护理经验，你可能不相信自己从中学到了那么多经验。对于很多曾经让你困惑的家务事，你都形成了自己的处理习惯和办法，你能够轻而易举地逗乐宝宝，让宝宝感觉非常舒适，你甚至还能偶尔抽出时间坐下来，抬起脚放松放松。虽然带孩子的生活忙忙碌碌，充满挑战，而且随着宝宝的年龄渐长，生活也不会轻松多少，但你对抚养宝宝的信心却增加了，对照顾第二个宝宝也随时充满了信心和期待。现在，第二个宝宝终于出生了。但如果事情没有你预期的那么顺利，也不要感到惊讶。

　　小宝宝的心理和生理需求同大宝宝是一样的。比如，小宝宝同样需要爱，需要关心，需要逗乐，需要获得安全感，等等。这些普遍性的需求是每个宝宝都会有的。但是每个孩子都是一个独特的个体，有着自己的特点、个性以及同周围世界互动的方式。因此，即便是为了满足这些普遍的需求，你的应对方式依然可能有所不同。例如，大宝宝可能更容易获得安慰，只要躺在你的怀抱里就行了，因此，你只要把他抱起来，或许他就会停止哭闹。相比之下，小宝宝可能需要更长的时间才能安静下来，他可能需要你跟他说说话，摇摇他，再给他喂一次奶，然后才会放松。也许他不像大宝宝那么容易被逗乐，在他开始对玩具感兴趣之前，你需要投入更多的精力来逗他。在抚养宝宝的问题上，要抵制"一刀切"的思维方式，即不要认为适用于大宝宝的方法也适用于小宝宝。你可能会非常惊奇地发现你的第二次育儿经历与第一次是截然不同的。

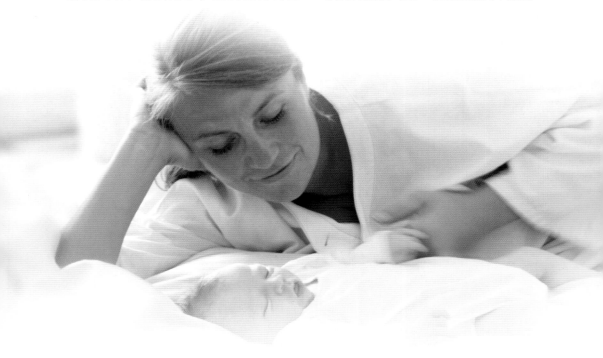

你知道吗……

小宝宝出生后，你的当务之急是同他建立强烈的情感纽带。找到最佳方法给他喂奶和哄他睡觉，并确保你自己也能得到足够的睡眠——这些都要优先考虑。然而，由于你现在要同时照顾两个宝宝，而且每个宝宝都认为自己最重要，所以你要学会平衡术，在他们的心理需求之间找到最佳的平衡点。因此，虽然你已经积累了大量的育儿经验，仍然有很多事情要做。

与小宝宝建立情感纽带

你可能已经同大宝宝建立了亲密的情感纽带，这种情感纽带能够让他感觉到父母的爱，让他产生舒适感和安全感。此外，这种持久的情感纽带还会对他的心理发育产生积极的影响，进而影响他的未来。同小宝宝建立情感纽带也是很重要的，小宝宝也需要同你建立温暖的情感纽带，你也需要这种纽带以形成积极的心态。当你知道小宝宝爱你时，当你知道小宝宝和你在一起以及躺在你的怀抱里充满安全感时，你就会产生一种非常美妙的感觉。

如果你很容易就同大宝宝建立了情感纽带，那么你同小宝宝也能很容易将这种纽带建立起来。然而，生活中的一些因素会影响你和小宝宝的关系。其中一个因素就是你已经有了一个宝宝，你会本能地把两个宝宝做对比。对比的结果可能会影响你对小宝宝的感情。还有时间因素。大宝宝出生后，你只要照顾好他一个人就行了，只要不睡觉，你就可以把大部分时间用来照顾他，而不会被其他事情转移注意力，这无疑会促进你和大宝宝形成亲密的情感纽带。现在，小宝宝出生后，你要同时照顾两个宝宝，这意味着你的时间必须被分成几部分。此外，同时照顾两个宝宝会消耗你的体力和心力，导致身心俱疲，结果就是有些父母必须付出更多的努力才能同小宝宝建立情感纽带。

有一点要记住，建立情感纽带的过程不是一蹴而就的，也不是"全或无"（即如果当时不出现，永远都不会出现）的状况。如果大宝宝出生后，你没能立即与他建立亲情纽带，可能会产生内疚感，并担心需要花费更长时间才能与第二个宝宝建立情感纽带。其实，你这种担心是没有必要的。心理调查显示，对于正常的母亲而言，40%以上的人至少要用1周才能对宝宝形成强烈的认同感，才会认为孩子真的是她们自己的，有的人甚至需要几个月才能形成这种认同感。

事实是，小宝宝出生后，很多父母都不会立即同他建立强烈的情感纽带。看到刚刚出生的小宝宝时，他们可能会产生这样的想法，比如"天啊，第一个

6 种方法——增进你和宝宝的情感

1 尽可能地多和宝宝说话。虽然宝宝不理解你的话，但他喜欢听到你那熟悉的语气，并很快学会将其与舒适、安全和爱联系在一起。例如，你可以在给他换衣服、喂奶以及白天推着他出去散步时跟他说话。

2 利用喂奶时间同宝宝进行眼神接触。无论是母乳喂养，还是喂奶粉，在抱着宝宝的时候，要用深情的眼神看着宝宝。研究表明，宝宝刚出生时，他的眼睛只能看到大约18~23厘米远的地方，当你抱着他喂奶时，这正好是你们脸部之间的距离。深情地注视着宝宝，充满爱意地对他微笑，你们之间的情感纽带就会变得更加牢固。

3 当宝宝哭闹时，要好好安慰他。安慰哭泣的婴儿从来都不是一件容易的事，如果你的大宝宝比较安静，而小宝宝却经常哭闹，你对此会有更加深刻的体会。小宝宝似乎不停地哭闹，可能会让你感觉心烦意乱，你也不确定为什么他和大宝宝差别这么大，也不知道他想通过哭闹得到什么。这时，要尝试一下不同的安慰方法，你会逐渐了解宝宝究竟想要什么，也会找到最佳的安慰方法。不要轻易放弃，要多尝试，总会找到有效的方法。

4 尽量对宝宝的情绪做出回应。要同宝宝建立情感纽带，你要理解宝宝的情感，明白宝宝在想什么，并且要做出回应，表明你已经注意到了他的需求。因此，当他对你微笑时，你要用更灿烂的微笑回报他。当他哭闹时，你要告诉他你已经注意到了，要尽力去安慰他。当他对某个玩具感兴趣时，你要帮他拿过去，和他一起玩儿。你越是善于对他的情绪做出回应，你们的情感纽带就越牢固。

5 为宝宝的进步感到骄傲。在出生后的第一年里，宝宝会取得很多可喜的进步，比如身体机能会越来越好，会咿呀学语，知道如何表达自己的情感，知道如何与人交流。有些父母发现当第二个宝宝取得这些进步时，他们似乎不像抚养第一个宝宝时那么激动了，似乎所有的新奇感都消失了。然而，如果你为宝宝的进步感到骄傲，则会有助于你们建立更加牢固的情感纽带。比如，当宝宝不用你扶就能坐稳时，你要表扬他，表现出自己的喜悦，这样宝宝就会知道你对他的爱和重视。

6 记录下宝宝的成长过程。除了通过话语和关怀姿态表达爱意之外，你还可以采取其他方法，比如，用一个小本子记录下宝宝成长过程中的每一个特殊事件和每一次进步。你还可以在本子里粘贴一缕宝宝的乳发作为纪念。还可以制作一本影集，记录宝宝每个星期、每个月的改变。这些方法可以让你集中精力关注宝宝的进步和成就，而且过几年之后，他会很高兴地和你一起翻阅这些记录。

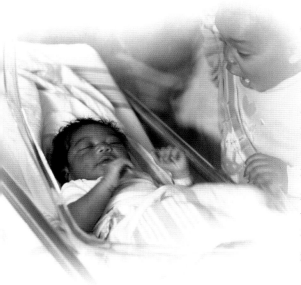

宝宝出生时身上没这么多青色胎记啊，也没这么丑啊""照顾一个已经够累了，但愿我能照顾好两个""听说男孩儿比女孩儿难养，我能照顾好他吗？"……面对第二个宝宝，存在这些疑惑和焦虑是非常正常的，完全没必要感到内疚。随着你的能力和信心逐渐提升，疑惑和焦虑很快就会消失。

你还要正确面对产前的期待。有些人会默默地假定第二个宝宝看起来与第一个宝宝很相似，而且具有相似的性格和才华。换句话说，他们没有料想到两个宝宝之间可能存在明显的差异。

还要考虑孩子的性别。对于第二个宝宝的性别，每个人都有一定的偏好，只是通常不会说出来。如果第一个宝宝是男孩儿，那么很多人希望第二个宝宝是女孩儿。

因此，当第二个宝宝出生时，如果与你产前的期待不同，那么你可能会感到困惑或失望。然而，你可能很快就会欣赏他的独特之处，对他产生认同感和

情感纽带。

如果你在大宝宝出生后几秒钟就抱到了他，而小宝宝出生时你却无法在第一时间抱他（比如，在剖宫产手术中，他出生时你正处于麻醉状态），你也没有什么好担心的。毕竟，医院只是在过去30年里才逐渐开始允许父母同新生儿有身体接触。在此之前，宝宝出生后都是先送到保育室，只有在喂奶的时候，母亲才可以接触宝宝。即便这样，几乎每个母亲都能同宝宝建立亲密的情感纽带。

增进情感的方式

对于任何一位母亲而言，尽管在照顾大宝宝时做得非常好，她仍有可能怀疑自己对小宝宝能否倾注足够的爱，能否做一个好母亲。同时照顾两个宝宝会带来更多的责任和挑战，即便是信心十足的父母也会感到一丝担忧。因此，全力以赴，尽最大努力就好了。同小宝宝巩固情感纽带的最佳方法是照顾好他，包括喂奶、洗脸、洗澡、洗衣服、换衣服，以及安慰他，等等。这些行为看似平常，却可以让你和宝宝频繁接触，进而建立情感纽带（见124页）。

重返职场

随着时间的流逝，你可能决定重返职场，重新拾起为了生小宝宝而暂时放弃的职业生涯。然而，你在重返职场这件事情上肯定会充满复杂的情感。

一方面，重返职场后，不用每天照顾宝宝了，每天可以和同事待在一起，迎接职业挑战，这可能让你非常激动。另一方面，由于上班时间见不到两个宝

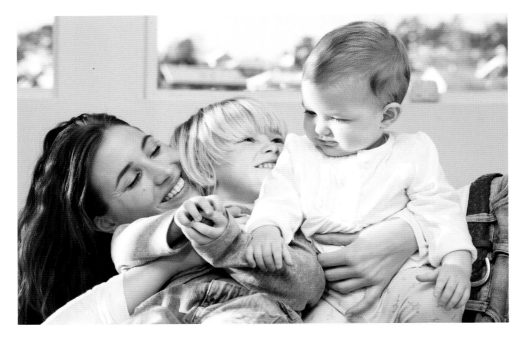

宝，你可能感到隐隐的不安和焦虑，甚至是绝望，担心无法维持已经建立的母子亲情纽带。如果你由于经济原因想要重返职场，但又想继续照顾好宝宝，更好地了解宝宝，加强同他们的情感纽带，那么你肯定担心重返职场会影响你和宝宝的亲密关系。

然而，虽然你重返职场后与宝宝相处的时间减少了，但如果规划做得好，在家庭与职场间找到了最佳的平衡点，仍然有可能与两个宝宝维持健康的情感纽带。设想一下，假如母亲脾气暴躁、充满敌意、没有爱心，即使整天与宝宝在一起，也无法建立母子亲情。相反，如果母亲充满爱心、细心周到，即使与宝宝相处时间不多，却更容易形成情感纽带。如果你以一种积极的态度和宝宝相处，珍视那些共同度过的宝贵时光，则有利于促进情感纽带的建立。

你需要更加有效地管理你的时间，

这样便可尽量多地与宝宝相处。在早上和晚上的空闲时间，可以根据宝宝的饮食习惯和睡眠习惯，尽量多为宝宝做一些事情。比如，如果你下午下班到家时，小宝宝正在睡觉，1个小时之后才醒，那么你可以先和大宝宝玩儿1个小时，等小宝宝醒后再照顾小宝宝。如果你早上出门之前小宝宝就已经醒了，那么你可以先陪陪他再去上班。

要尽情地享受和宝宝们在一起的时光，而不要总是担心你上班后宝宝们会有多孤独。你可以和宝宝们多说说话，陪他们多玩一会儿，多抱抱他们，多给他们唱歌、洗澡、换衣服。只要你和宝宝们在一起感觉放松和愉快，就可以为宝宝们做你喜欢的任何事情。这些共同度过的、充满爱意的时光会非常有效地增进你和宝宝们的情感纽带。当你与宝宝在一起时，尽量让自己放松下来，想办法避免门铃和电话铃声之类的干扰。

要珍惜这些共处的时间，享受和宝宝在一起的乐趣，不要因陪伴时间少而感到内疚。

如果你生完大宝宝后没有重返职场，而在生完小宝宝后不久就重返职场，你可能会担心小宝宝有种失落感，同时母子亲情受到影响，其实这种担心是没有依据的。大量研究表明，如果母亲白天出去工作期间宝宝能得到好的照顾，而且与母亲在一起时能够维持亲密的关系，那么即便母亲重返职场，宝宝仍然能够健康地成长。

很多职业女性由于错过了宝宝成长过程中的一些欢乐时刻而产生失望情绪，比如宝宝第一次微笑、第一次伸出小手抓玩具等。重返职场后，母亲可能会错过很多这样的"第一次"，无法亲自见证这些珍贵的时刻，进而产生深深的内疚和渴望，而这种情绪实属不必。下班后可以同照顾宝宝的人多了解一些白天发生的事情，这样，虽然你没有在场，也能及时了解宝宝每天的进步。

你可能有机会考虑自己重返职场后，让爱人照顾宝宝。事实上，越来越多的父亲在宝宝出生后会请陪产假，如果他们的妻子挣得同样多（或更多），很多父亲索性彻底辞职，回家当起了全职爸爸。

如果你的爱人愿意接受这种安排，也许对每个人都有好处。爱心满满的父亲完全有能力照顾好第二个宝宝，再也不用花钱雇保姆了，你也可以继续做一名职场女性。然而，你和你的爱人必须对这个安排完全达成一致意见，不然可能会导致不满和困惑，影响夫妻关系。

当然，如果你在第二个宝宝出生后需要重返职场，只要同爱人协商一致，结果都是比较成功、比较令人满意的。

归根结底，要不要重返职场是一个取舍问题。如果你非常愿意照顾宝宝，不愿意承担职场女性的角色，却由于经济原因而不得不重返职场，那么你可能会产生怨恨和痛苦的情绪。

不过，也许情况不会如你预想的那样窘迫。例如，你决定放弃全职工作之后，可以做一份兼职补贴家用。此外，当你或你的爱人为了照顾第二个宝宝而辞职后，经济压力可能没你所想的那么大，你们会逐渐适应这种状态。在决定何去何从之前，要把各种选择都考虑清楚。

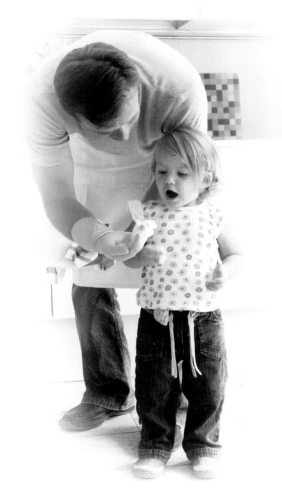

如何度过宝宝刚出生时的艰难时刻

由于你需要同时照顾两个宝宝，而且其中一个还很小，所以要做好规划，确定优先事项。这时，虽然你比之前经验更丰富，仍然会发现自己的时间和精力根本不够用，根本无法像以前只有一个孩子时那样生活。毕竟，照顾两个宝宝比只照顾一个更具挑战性。

确定你的优先事项

对你本人来说，目前有两个当务之急：第一是确保自己获得充足的休息——照顾两个宝宝是一件让人身心俱疲的事情。

当然，你不可能睡到自然醒，但是也不能筋疲力尽地、机械地给孩子喂饭、换衣服、洗澡或整理家务。应该抓住一切小睡的机会，鼓励你的两个孩子

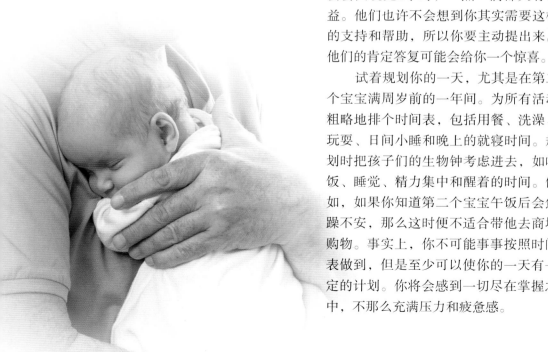

同时午睡，说不定会真的实现。如果他们真的同时睡了，你自己也可以休息一下，即使没能真正睡着。还要合理安排你的社交生活。你无须什么理由，当你想出门且有人帮忙看护宝宝的时候，就跟爱人和朋友一起出门。但有时候，你可能只想蜷在床上，把社交活动留给别人。

第二是保证在你需要的时候能够获得他人的帮助。你的爱人、知心好友、大家庭或邻居都是你获取支持的对象。不要试图说服自己独自一人扛下所有事情——即便你有这种能力，你也会从他人的帮助中受益无穷。不管是朋友帮你看护两个孩子半小时，还是轮到你的爱人在深夜给第二个孩子喂食，抑或当大孩子去上学前班，奶奶领着最小的宝宝去公园玩儿1小时，一点一滴都大有裨益。他们也许不会想到你其实需要这样的支持和帮助，所以你要主动提出来。他们的肯定答复可能会给你一个惊喜。

试着规划你的一天，尤其是在第二个宝宝满周岁前的一年间。为所有活动粗略地排个时间表，包括用餐、洗澡、玩耍、日间小睡和晚上的就寝时间。规划时把孩子们的生物钟考虑进去，如吃饭、睡觉、精力集中和醒着的时间。例如，如果你知道第二个宝宝午饭后会焦躁不安，那么这时便不适合带他去商场购物。事实上，你不可能事事按照时间表做到，但是至少可以使你的一天有一定的计划。你将会感到一切尽在掌握之中，不那么充满压力和疲惫感。

喂养策略和时间表

第二个宝宝出生后，你在家里需要照顾的不再是一个宝宝，而是两个。这时，你面临的最大挑战就是如何获得稳定的、有规律的饮食和睡眠。其实，第二个宝宝出生之时，你就得考虑规律的问题了。以喂食为例，你必须决定到底是依新生儿的需求给他喂食（只要他哭闹就喂他），还是按照固定的时间表喂食（即使他在其他时间看起来很饿）。睡眠也是这样，你可以任由他在想睡的时候睡觉，也可以鼓励他形成规律的睡眠模式，让他主要在晚上睡觉。同时，你还要考虑到大宝宝的需要。

宝宝刚出生后，你可能很难在两个宝宝的需求之间找到最佳平衡点，你的时间表可能会很复杂，因为大宝宝睡得少，吃得也不那么频繁，而小宝宝与大宝宝的时间存在很大差异。然而，经过头儿个月之后，你会发现两个宝宝的生物钟越来越相似，你便可以建立一个适用于两个宝宝的饮食和睡眠时间表。这样你的日子就容易多了。

关于是否要培养刚出生不久的小宝宝饮食和睡眠的习惯，很多父母持不同观点。有人认为等宝宝长大一些之后，有大量时间培养他的生活习惯，没有必要在他刚出生后不久去培养，而要根据宝宝的需求去喂养和照顾。还有人认为现在就培养宝宝规律的饮食和睡眠习惯有利于减轻生活负担，让生活变得更有预期性。对于这两种观点，本质上没有对错之分，只要适合你就可以了。然而，大多数同时养育两个宝宝的父母都发现，培养宝宝固定的作息习惯还是很有必要的，因为同时照顾两

典型的日常安排

每个宝宝都有独特之处，每个家庭的日常安排也各有特色。如果要同时照顾4个月大的和3岁大的宝宝，下面的日常安排则比较具有典型性。

6:30　小宝宝醒来；大宝宝还在睡觉。

6:45　给小宝宝换尿布、换衣服、喂奶；大宝宝仍在睡觉。

7:30　大宝宝醒来，吃早餐；小宝宝自己躺着玩儿。

8:00　小宝宝还在玩儿；大宝宝准备去幼儿园。

8:45　送大宝宝去幼儿园；小宝宝也跟着出去转转。

9:15　小宝宝回家，接着玩儿。

10:00　小宝宝吃奶，然后打个盹儿。

11:30　小宝宝醒来，喂奶，然后带他出去转转。

15:15　带小宝宝去幼儿园接大宝宝。

16:00　小宝宝小睡一会儿，大宝宝吃零食，玩耍。

17:00　大宝宝吃晚餐，小宝宝小睡醒来。

17:30　给小宝宝喂奶，大宝宝玩儿。

18:00　给小宝宝洗澡，大宝宝玩儿。

19:00　给小宝宝喂奶，给大宝宝喝牛奶。

19:30　两个宝宝都上床睡觉。

20:00　宝宝们睡着了，妈妈终于可以坐下来休息一会儿了！

个宝宝的话，一天之内就需要做更多事情，这种情况下，需要为生活节奏增添一些规律性。

制订一个同时适用于两个宝宝的时间表意味着你的生活更有规律了，你可以比较自信地规划每一天。比如，如果你知道小宝宝需要在上午10点左右以及午饭前后各吃一次奶，那么在这两次喂奶时间的间隙，你可以做一些其他事情。此外，有了固定的时间表，你的宝宝就知道什么时候该吃饭，什么时候该睡觉，可能不会像以前那么哭闹和缠人，你每天就可以抽出更多时间料理家务了。

然而，养成固定的作息习惯也有一个不利的影响，即宝宝被作息时间表捆绑住了，一旦出现了变化，宝宝可能因为不适应而生气。比如，如果宝宝每天午后都会睡觉，而突然哪一天没睡成，他可能会哭闹不止。如果你无法在那个固定的时间点给宝宝提供他所需要的东西，你就会担心宝宝不高兴，影响自己同宝宝的关系。

心理学研究表明宝宝不喜欢极端情况。在日常作息时间表方面也是如此。时间表不要走极端，如果太僵化，容不得改变，则会让宝宝感觉很压抑，会抑制宝宝的活力。反之，如果一点儿作息习惯都没有，宝宝往往会缺少安全感。这是一个动态平衡的问题。即便你已经有一份日程表，你也不必成为它的奴隶。事情不必在每一天都非常精确地按部就班地发生。如果你不在规定的时间洗澡，家庭生活不会陷入混乱；如果某一天，你给宝宝多喂了一顿饭，事情

也不会乱成一团。灵活的日程安排有利于增强宝宝们适应变化的能力，同时也能够使你更好地随机应变。还要记住一点，日程表也会随着年龄的变化而变化。你为3个月大的宝宝制定的饮食与睡眠的时间表，在宝宝6个月大时，也需要修改，因为宝宝已经迅速长大了。

母乳还是奶粉

从健康和营养方面来看，母乳喂养比喝奶粉更加受追捧。有调查证明，婴儿在第一年接受母乳喂养能够少受感染、过敏和其他疾病的侵扰。然而，很多母亲由于现实、健康或情感原因而没有母乳喂养她们的新生宝宝，这些宝宝仍然可以靠吃奶粉健康地成长。如果你母乳喂养了第一个宝宝，那么你就会知道实际喂养过程中可能遇到哪些问题以及如何克服其中的困难。这样，母乳喂养第二个宝宝就会简单很多。即便喂养第二个宝宝时出现了新的挑战，凭借之前的经验，你依旧可以淡定自若，而且知道向谁求助。但是，如果你知道了母乳喂养将面临的限制和挑战，你就会觉得母乳喂养没有第一次吸引人了。如果你犹豫不决，要提醒自己母乳喂养给孩子健康带来的好处，也要想想与奶粉相比，母乳喂养不需要清洗、消毒奶瓶，方便多了；而且要知道，母乳喂养只是暂时性的，甚至还未等你察觉，你的小宝宝就已经会自己用杯子喝奶了。

如果你之前不能，或者不愿母乳喂养你的大宝宝，但现在想母乳喂养小宝宝，千万别因为觉得自己没有经验而放弃这个念头！有很多经验丰富的专家和

家长愿意给你建议。从妇产科医生或医疗中心的护士、母乳喂养的书籍或网站中的相关文章，以及有母乳喂养经验的妈妈那里，你都可以寻求帮助。无论何时开始学习这方面的经验，都不晚！而且你会惊讶地发现，母乳喂养比你想象的容易得多。有母乳喂养经验的妈妈会非常乐意给那些没有自信的妈妈提供建议和帮助。

如果有人告诉你喂奶粉更简单或配方奶粉更好，千万别因为他们而犹豫不决。通常，人们对于如何喂养宝宝最好，有着自己坚定的想法。如果他们自己的小孩儿是喝奶粉长大的，那么他们就会倾向于劝你跟他们一样，尤其是当你没有经历过的情况下。当你感觉疲惫、困扰和挣扎的时候，听到出于好意的家人和朋友对你说配方奶粉的好处，你是最容易动摇的。不要让自己在沉默中挣扎。你可以直面他们的劝说以及给你造成的紧张，向他们解释，为了宝宝的健康，你已经决定用母乳喂养了。说出你的想法后，你的心情将变得舒畅。

建立母乳喂养的习惯

无论你在大宝宝出生后是否采取了母乳喂养，第二个宝宝出生后，你将会遇到新的问题——同胞争宠。如果大宝

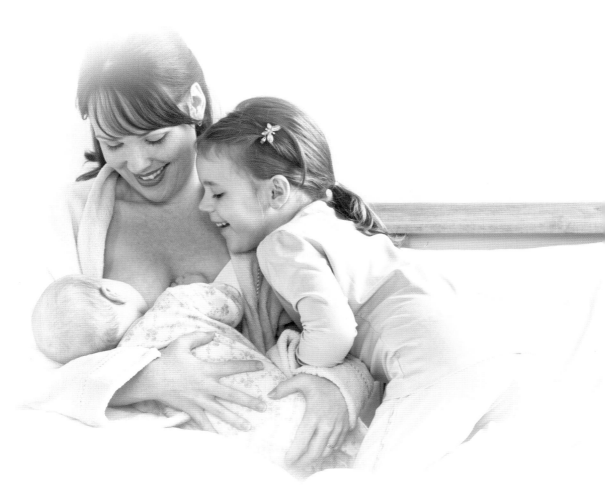

宝看到弟弟或妹妹亲密地依偎在你的怀中，而他却不得不独自坐在椅子上捧着杯子喝水，自然会不高兴。他需要时间来适应这种心理落差，而作为妈妈，你也会发现，只要你给小宝宝喂奶，大宝宝不是在你身边转悠，就是黏着你，似乎潜意识里就不想让你喂小宝宝。有些宝宝会趁机故意跌倒，弄伤自己，使你不得不停止喂奶，关照他，还有一些忍不住调皮捣蛋。这些都是大宝宝以另一种方式表现了针对小宝宝与妈妈亲密关系的嫉妒心理。

解决同胞争宠的最好办法就是预防。首先，要向大宝宝解释一下什么是母乳喂养，并告诉他，当他像小宝宝这么大时，你也是这么喂他的。你要让他知道，母乳喂养对宝宝的健康非常有益。在母乳喂养时，不要刻意避开大宝宝。为什么不能一边坐着喂奶，一边和他聊天儿呢？如果你觉得没什么，大宝宝也不会觉得奇怪。你喂奶时，不妨给他拿个玩具让他在旁边玩儿，这样他只顾着玩，就不会调皮捣蛋了。如果孩子感兴趣，你也不妨让他近距离观察你喂奶的情景，这样他也就不会觉得喂奶有多特殊了。此外，你偶尔也可以用挤奶器将母乳挤到奶瓶中，让大宝宝喂小宝宝，你在旁边看着。如果大宝宝知道了喂奶是怎么一回事，并且也参与进来，就不会用调皮捣蛋引起你的关注。这时，母乳喂养将会轻松很多。

即使第一个宝宝的母乳喂养进展很顺利，第二次母乳喂养也难免会出现一些问题，你要学会积极乐观地看待问题，要对自己和小宝宝有信心。如果你担心第二个孩子的营养和发育，可以寻求医生或健康顾问的帮助，为你解答喂奶的问题，包括如何抱婴儿、如何催奶等。他们会根据婴儿的体重增加情况给你一些建议，也会提醒你潜在的健康问题。你要保持乐观的心态，坚信宝宝对母乳喂养很满意。母乳喂养时，你要尽量放松，这有助于乳汁的分泌。如果你紧张的话，婴儿能感觉得到，也会跟着紧张，从而影响喂奶的进度。你要尽快了解第二个宝宝的吃奶习惯，并做出相应的调整。

在喂养宝宝的问题上，让你的爱人帮你多分担一些。母乳喂养时要量力而为，不然你会觉得非常疲惫和低落。大多数父母都发现第二个宝宝出生后的

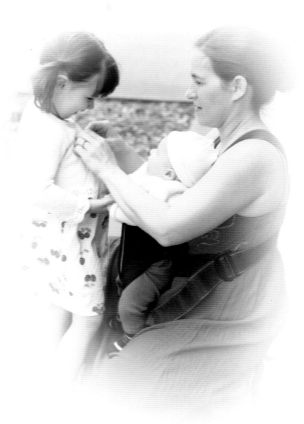

可以带宝宝出门做什么

一般来讲，你可以带着1岁以下的宝宝去逛逛公园，去听儿歌，给宝宝做按摩，做亲子游戏，去购物，约上其他妈妈一起喝咖啡（可以在家里，也可以去咖啡馆）。对于四五岁的宝宝而言，你可以带他去学软体操，去公园玩，去做亲子游戏，去参加舞蹈班、绘画班、手工艺班或游泳班，也可以去当地的书店或亲子活动场所去听故事。

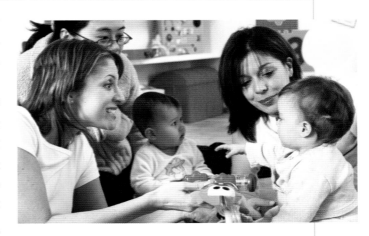

第一年非常累人，而母乳喂养又给妈妈增加了负担，因为她们必须守在宝宝身边，失去了活动自由。为了减轻这种压力，你可以先把乳汁挤到奶瓶里，让爱人去喂宝宝，这样你就可以多一些休息时间。喂过宝宝之后，你也可以让你的爱人照顾宝宝，你可以趁机打个盹儿。宝宝一开始可能不习惯让别人抱，不愿意配合你的爱人，但最后肯定会适应的。让别人多照顾宝宝是有益处的，宝宝会逐渐习惯同其他人相处，减少对你的依赖性，有助于培养宝宝的社交能力，你也可以获得难得的休息机会。这样也有利于培养宝宝和父亲的情感纽带。

户外活动

在家里和宝宝待在一起，大宝宝兴致勃勃、生龙活虎，固然不错。但这样几天或几周后，你可能想着外出游玩一番，可以去公园散散步，可以到当地的超市购物，也可以到朋友家玩儿。这个主意起初听起来很不错，但当你一切准备就绪，给两个宝宝穿戴打扮好，要用的儿童用品也都打包好，就等着离开家，开始美妙的户外之旅时，你可能已经累得不行了，只想坐下来休息，更别提拖着两个孩子外出了，但这时你不能放弃。你要提醒自己一起外出是家庭生活非常重要的一部分，不仅孩子玩儿得开心，你还将连续几个小时专注于和孩子在户外，可以加深不同环境中的相互了解。

事先计划是家庭出游成功的关键。在出发前，考察一下你的目的地，保证所有事项都能如你所愿。要清楚给小宝宝换衣服、喂饭需要哪些用品，需要为大宝宝安排哪些活动。

同样有益的是放弃轻装旅行的观念，那是对单身人士或没有宝宝的夫妻而言的。尽可能带上你必须用到的所有东西。然而，无论你带上多少衣物和备用尿布，你都会发现它们可能不够用。所以，宁可稳妥些。带孩子开车出行意味着你要进行门对门的搬运工作，还要腾出车内足够的存储空间。就算晴空万里，你也需要带上雨具以防下雨，带上玩具或其他照顾小孩儿的用品。这些用品可能会全部用到，如果有些东西用不上也没关系，返程时打包带回即可。

第一次准备出行会比你想象的复杂，尤其是当你打算同时带上两个宝宝的时候，你甚至会觉得这太累了。不要放弃！收拾心情继续准备，想想看，你和孩子们将度过一段无比愉快的时光，这一切准备工作都是值得的。在旅途中的每一站，都给你自己和宝宝们预留充足的时间。不要把事情拖到最后一分钟再去准备，最好在出门之前至少预留半个小时。同样，往返的时间也会比以往更长，因为你带着两个宝宝，而且所有用品需要一一装卸。

对旅行的期待要现实一些，不要期望太高。当孩子还很小的时候，可以选择短途旅行，至少在刚开始时。如果你期待过高，最后就会感到失望和沮丧。比如，第一次出行选择一个小时车程以内的短途旅行就不错。记住，旅行的目的，除了作为打破常规生活的小插曲以外，主要是为了使你和宝宝们能够相互陪伴，一同娱乐，所以尽量不要让旅行中那些琐碎的事情淹没应有的欢乐。

特殊情况

养育两个宝宝已经够有挑战性了，试想一下，如果第二次生的是双胞胎，会怎样呢？如果真是如此，你不得不同时养育三个宝宝，其中两个小宝宝一旦有什么需求，一刻也拖延不得，必须立刻满足他们。此外，还有一种特殊情形不得不考虑。如果宝宝由于早产或其他健康问题而不得不住院观察治疗，你该怎么办呢？这些特殊的情形都会给你带来极大的挑战。

照顾双胞胎

过去的10年里，双胞胎的出生率越来越高，主要原因是不孕不育治疗技术的提高。由于同样的原因，双胞胎、三胞胎甚至多胞胎呈现增加的趋势。如果你想象一下照顾三胞胎、四胞胎的情景，你肯定会认为照顾双胞胎根本不算什么难事！

在照顾双胞胎的过程中，与只照顾一个宝宝相比，你将承担双倍的费用和工作量，但也会收获双倍的欢乐！这样的家庭生活对于你、你的爱人以及三个小宝宝而言都是非常特殊的。双胞胎的年龄一样，与一般兄弟姐妹相比，双胞胎的关系往往比较特殊，更为紧张。虽然他们是双胞胎，却可能希望成为一个与对方不同的人。这些都会给父母带来特殊的挑战。

双胞胎可能是单卵双胎，也有可能是双卵双胎。单卵双胎是指一个受精卵分裂为两部分，每部分发育为一个胎儿。这种情况下，双胞胎的遗传基因完全相同，性别一致，相貌生理特征极其相似。双卵双胎是指两个卵子同时受精后形成两个受精卵，分别植入子宫壁的蜕膜层内，各自发育成长为胎儿。这种情况下，胎儿的性别、血型可以相同也可以不同，面貌与一般情况下的兄弟姐妹一样。人工受精常常会诱发双胎妊娠，因为在这个过程中，为了提高成功受精的概率，使用了多个卵子。

虽然同卵双胞胎在大多数人看来都一模一样，但往往会存在一些差异，比如，一个宝宝习惯用左手，而另一个习惯用右手，从而导致不同的写字方式。又如，一个宝宝比另一个矮一些，两个宝宝的性格以及发育速度也存在一些差异。无论是同卵双胞胎还是双卵双胞胎，两人之间往往有自己才懂的语言。事实上，大约40%的双胞胎有他们自己独有的语言，甚至音调也一致，其中一个宝宝只要哼哼一下，另一个就能心领神会，而且很多双胞胎天生就会使用一些只有他们自己才能懂的语言。这些独特的词语在外人，甚至他们的父母听来都难以理解，无法破译。除了双胞胎之外，年龄相近的兄弟姐妹间也有可能形成这类密码式的特殊交流方式。

双胞胎的出生将对大宝宝产生很大的影响。大宝宝看到家里突然同时出现了两个小宝宝时，其惊讶程度可能不亚于你。他不仅有可能和两个小宝宝争宠，努力让你多分给他一些时间，还可能产生一定程度的孤立感，毕竟他没有跟自己同龄的兄弟姐妹，而两个小宝宝的年龄却一样。这时，不要让大宝宝做旁观者，要引导大宝宝同两个小宝宝培养良好的关系。鼓励大宝宝同小宝宝一起玩儿，等大宝宝长大一些之后，也可以鼓励他帮你照顾两个小宝宝，比如当你给一个小宝宝换衣服或喂奶时，让大宝宝去陪另一个玩儿。

双胞胎通常能够吸引他人的关注，其中既包括成年人，也包括未成年人。当两个年龄和相貌几乎一模一样的小宝宝穿着同样的衣服时，的确非常有趣，非常引人注目！当你带着这两个宝宝去商店或公园时，肯定会比之前带着大宝宝时获得更高的回头率和更多的积极评价！虽然小宝宝们可能喜欢这种更高程度的关注，但要考虑一下大宝宝的感受。当两个小宝宝引来这么多羡慕时，大宝宝可能会感到失落，觉得自己被边缘化了，觉得自己无关紧要了，自尊感可能因此而受伤。正是由于这个原因，

当其他人把目光完全集中在两个小宝宝身上时，你要引导他们关注一下大宝宝，让大宝宝参与到对话当中，这样可能会提升他的自信心和自尊感。

研究表明，双胞胎在学习说话与语言技能方面的速度比非双胞胎慢一些，可能是因为双胞胎之间通常会形成只有他们自己才能明白的交流方式。所以，让双胞胎宝宝参与形式多样的语言学习活动是必不可少的。最重要的是，每天都要和宝宝多说说话，给他们讲讲故事，唱唱歌，读读诗和童谣。早一点儿培养宝宝的语言能力会给他们一个有利的开端。在这方面，大宝宝可能帮得上忙，你可以让他经常和两个小宝宝说说话。

即使你的两个小宝宝是同卵双胞胎，看起来一模一样，他们仍然有各自的特点、个性和兴趣。例如，当他们不高兴的时候，一个可能喜欢你抱抱他，

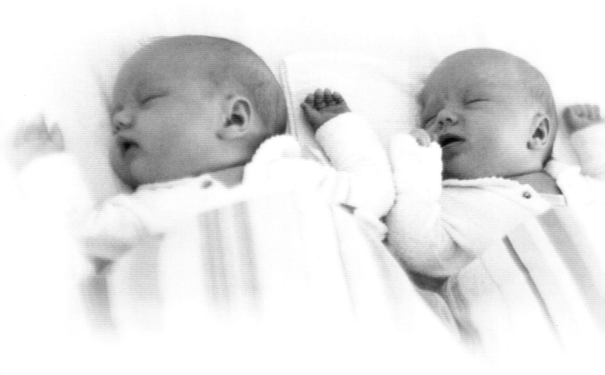

而另一个可能喜欢你给他唱唱歌。尽量满足不同兴趣和适应不同的性格，这样宝宝才能形成自己的个性。另一种能够鼓励双胞胎宝宝培养个性的方法就是和他们单独相处，而不是总和他们两个相处。当然，说起来容易做起来难，因为只有当一个宝宝有人照顾或已经睡着的时候，你才能有时间去和另一个宝宝单独相处。由于宝宝需要培养独立生活的能力，因此，在合适的年龄让他们分开生活是很有必要的。很多父母从宝宝上幼儿园或小学时起便决定积极培养他们的独立意识。

当一对双胞胎，尤其是同卵双胞胎穿着同样的衣服时，简直太可爱了，几乎每一个路人都会忍不住看了又看，所以，双胞胎的父母非常喜欢给两个宝宝穿同样的衣服。只要父母不是刻意通过这种方式来强化宝宝之间的相似性，这都没有什么问题，不然就会磨灭宝宝各自的特性。偶尔给宝宝穿同样的衣服是非常有趣的，不会产生负面影响，是可以接受的。但如果父母们经常这么做，养成了这种习惯，则很有必要重新考虑一下这种做法的动机和对宝宝未来个性发展的影响。

如果小宝宝需要住院

小宝宝出生后，可能由于早产或其他健康原因需要住院观察或治疗一段时间。无论由于什么原因，你肯定感觉很焦虑，觉得压力很大。毕竟，大宝宝在家里，小宝宝在医院，你要两头奔波，的确不是件轻松的事。除了对小宝宝健康状况的担心和来回奔波的劳累之外，

大宝宝的日常作息规律可能会被完全打乱。

如果你对小宝宝的健康有什么疑问，都可以问医生。当你了解了宝宝的病情、需要怎么治疗、你需要做什么、治疗效果如何，以及多久才能康复等问题的答案，那么你就会放松下来，信心也会提高。见医生之前，你可以先把问题写下来，这样当你见到为宝宝提供看护服务的医生或护士时就不会忘了。

无论小宝宝的健康问题多么严重，你都不要慌张，尽量保持冷静。如果你紧张了，小宝宝就会感觉到，也会变紧张，另一个宝宝也会跟着紧张起来。相反，如果你保持放松冷静，那么这种积极的态度有助于促进小宝宝的康复。保持放松冷静并不是要求你假装一切问题都没有发生，而是指虽然你内心感觉非常焦虑，但在外表上呈现出冷静的表情。

在医院里陪伴宝宝时，要多轻柔地拍拍宝宝以表达你对他的爱意和关怀。比如，你可以温柔地抚摸宝宝的脸颊，握着宝宝的小手或抚摸宝宝的头发，这都有利于加强宝宝和你的精神纽带。当然，如果你可以把宝宝抱起来，让宝宝贴着自己，或者如果你能为他提供母乳喂养，那就再好不过了。但很多时候往往无法做到这些，一切取决于宝宝的病情和治疗情况。充满爱意的接触会对宝宝的身心产生多方面的积极影响。

当你在医院和家庭之间来回奔波时，大宝宝也想弄明白到底是怎么回事。所以，你最好一五一十地给他解释一下，把小宝宝的情况告诉他。在向大宝宝解释

的时候，方式和措辞要符合他的年龄和理解水平。告诉他小宝宝有病了，但要传递出积极的态度。比如，如果大宝宝已经两三岁了，那可以对他说："小宝宝身体不太好，医生帮他治疗一下就好了。"如果大宝宝已经四五岁了，你可以对他说："小宝宝出生得比预期早了一点儿，所以必须非常小心地照顾他，现在最好让他住在医院里面。"

无论大宝宝多大了，都不要跟他讲与治疗过程有关的细节问题，因为这在他看来可能有些残酷。只要给他一个基本的、准确的解释就行了。让他知道小宝宝很快就会康复并回到家里。事实上，早一点儿让大宝宝去医院看望小宝宝，对每个人都有好处，因为大宝宝会更听话，更能理解你，更愿意配合你，从而会让你的生活变得轻松一些。

让大宝宝参与进来

如果你的宝宝们建立了良好的关系，那么无论对于你和爱人，还是对于宝宝们来讲，都将是非常幸福愉快的。建立亲情关系的过程在小宝宝出生之前就应该开始了，出生后应该继续下去。两个宝宝在头几个月的相处情况会直接影响他们一生的关系。所以，从一开始就应该注重培养宝宝之间的亲密关系。

大宝宝和小宝宝之间最常见的年龄差距是两岁。然而，研究表明，相差两岁的宝宝最有可能出现紧张、嫉妒和怨恨的关系。所以，当小宝宝出生后，两岁的大宝宝最令人头疼。当你站在大宝宝的角度看问题时，就会发现他的行为方式并不令人惊讶。毕竟，他已经习惯了垄断你所有的爱和时间，并且希望这种生活永远延续下去。他担心你把时间分给其他人，可能担心你对小宝宝的爱会超过对他的爱，担心他在你心目中的地位不那么重要了。他甚至有可能担心你之所以想生小宝宝，是因为他不够优秀，担心你想通过这种方式来惩罚他。换句话讲，大宝宝没有安全感。

用这种方式看问题的话，你就能理解大宝宝的不安了。他会以不同的方式显出焦虑。他可能变得更加缠人，可能时不时地哭闹，可能更加争强好胜和充满对立情绪，也有可能不像以前那么乐意配合你。这些行为上的变化告诉你肯定出了什么问题。作为一名家长，你知道自己不会因为小宝宝的到来而减少对大宝宝的关爱，但大宝宝并不知道这一点。他在日常生活中会逐渐理解你，但这需要时间。在此期间，他可能会嫉妒小宝宝，对小宝宝怀有对立情绪。所以，当你照顾小宝宝时，最好让大宝宝也参与进来。

分娩

当大宝宝第一次到医院里看小宝宝时，你尽量不要抱着小宝宝，这样你可以把全部注意力放到大宝宝身上，给大宝宝一个大大的拥抱，告诉他你是多么高兴看到他，还要关心地问一下他前几天是怎么过的，过几分钟再把小宝宝介绍给他。你可以提前买一个小礼物，放在小宝宝的床边，当大宝宝过来看小宝宝时，就告诉大宝宝这是小宝宝给他准备的礼物。你也可以让大宝宝来之前给小宝宝准备一个小礼物。虽然这种交换礼物是你策划好的，但它可以让两个宝宝在首次见面时就建立精神上的纽带，减少未来出现紧张关系的可能性。

在家分娩的一个优点就是大宝宝可以更多地目睹分娩过程。你不会因为去医院分娩而消失一段时间，大宝宝不必一个人和爸爸、爷爷或奶奶待在家里，也不必非要等着别人来告诉他医院发生的事情。从这个意义上讲，在家分娩有利于两个宝宝建立更加亲密的情感纽带。然而，这种积极结果的前提是一切按照预定计划顺利进行。如果分娩过程不顺利，大宝宝看到你不适和疼痛的样子，看到医生或助产士忙忙碌碌地帮你接生，大宝宝可能怨恨小宝宝，因为在他看来，这一切忙乱和痛苦都是小宝宝造成的。谁也无法保证在家分娩会一切顺利，所以如同选择分娩方式一样，在决定是否在家分娩时，也要从多个角度仔细考虑一下。

小宝宝回家之后

小宝宝回家之后，让大宝宝帮你照顾他。你可以让大宝宝帮你拿尿布，或在给小宝宝洗澡之后让大宝宝帮你往小宝宝腿上抹润肤乳，这样宝宝会发现自己的重要性。通过这些简单的参与可以让他感觉到自己融入了小宝宝的生活。

第二个宝宝出生后，在和你的家人带着宝宝回到家里的前几天可能会非常忙碌。亲朋好友都会迫不及待地想过来看看小宝宝。这种情况下，大宝宝可能产生嫉妒感。但如果可以的话，就提前告诉客人一声，让他们来时顺便给大宝宝带一份小礼物，并鼓励他们在进屋看小宝宝之前同大宝宝相处几分钟，这样有助于缓解他的嫉妒感。没错，客人的目标确实是看望小宝宝，但让他们先同大宝宝聊聊天儿也无妨。此外，你还可以让大宝宝做个小向导，引领客人到婴儿房。大宝宝会很自豪地接受这个任务，并热情地向客人讲解关于小宝宝的一切。这个特殊的角色可以让大宝宝获得大量关注，突出他在家里的"老大"地位。你会发现他会对你的请求做出积极的回应。

在鼓励大宝宝同小宝宝培养良好关系的同时，你也要注意维护自己和大宝宝的关系。这是很重要的。最好的办法之一便是每天趁你爱人给小宝宝洗澡或小宝宝睡着时，抽时间和大宝宝单独相处一会儿。每天相处几分钟就会让他感觉到自己仍然像以前那样在你心目中占据着特殊的地位。尽量不要让小宝宝的到来打乱了大宝宝的日常作息安排，尽量让他像往常一样在固定的时间去找小伙伴们玩耍或者去幼儿园。如果能做到这一点，那就再好不过了。

你的大宝宝可能对你的评论很敏感（小宝宝很快也会如此）。永远不要把你的孩子拿来做对比。当你发脾气时，你可能无意中做这样的对比，你可能会抱怨地对大宝宝说出一些伤感情的话，比如："你看看小弟弟（或小妹妹），玩具找不到的时候从不闹人，该睡觉的时候也从不哭闹。"这种对比会造成关系不和，只会让大宝宝对你和小宝宝产生厌烦情绪。此外，你还要多体谅一下大宝宝。比如，他年龄大，所以睡觉时间会晚一些。你的周全考虑会让他明白他比小宝宝年龄大以及比小宝宝成熟，这样有助于你们维持良好的关系。

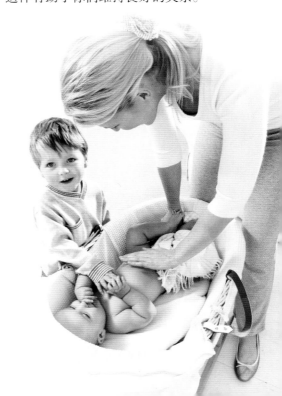

与时俱进

世界上没有什么是一成不变的，照顾宝宝也是如此。育儿的潮流和趋势是不断变化的。因此，大宝宝出生后这几年时间里，你在育儿方面的态度和观念可能也有所变化。比如，父母是应该按照既定的作息时间表来严格限制宝宝的睡眠和吃饭时间，还是根据宝宝的需要而采取一种灵活的态度，一直都存在激烈的争论。在大宝宝出生后这几年间，趋势可能已经发生了变化。此外，宝宝护理用品和小推车可能也变化了，你的选择范围越来越广。在生活的方方面面，科技扮演着越来越重要的角色。

因此，你要拥有开放的思维，多听听他人介绍的经验，多读读育儿方面的书籍，多看看育儿方面的电视节目，就可以学到很多新的育儿经验。虽然你是育儿的"老手"，但是其他妈妈、宝宝的爷爷奶奶、闺蜜和医生等人的建议可能对你非常有用，有助于让你做出明智的选择。（当然，也可能有很多人主动向你提建议，你也要虚心听取。）

很多有过育儿经历的人往往容易认为自己是育儿专家，这似乎已经成了一个规律。然而，他们的经验是以自身经历为基础的，受到他们自身性格和宝宝性格的影响，并不一定适合你和你的宝宝，但他们仍然会兴致勃勃地向你传授经验。

无论小宝宝出生时的育儿趋势是什么，无论别人给你提什么样的建议，你都要根据自身情况做出最适合你和宝宝

种变化——第二个宝宝改变你的生活

要第二个宝宝意味着你多了一个可以倾注爱心的人，也多了一个爱你的人，但你的生活将出现以下4种变化：

1. 你会更累。如果大宝宝非常活跃或者不愿意配合你，你会更累。照顾两个宝宝会占据你大部分时间。

2. 闲钱变少了。你可能会尽量缩减开支，但小宝宝的花费可能比大宝宝的花费还要多。你可能一时难以适应突然多了一个家庭成员的生活，可能不得不停止工作来照顾他。

3. 需要做的事情更多了。你要照顾两个宝宝，要打扫卫生，而且由于两个宝宝存在年龄差，所以需要准备不同的食物，安排不同的外出时间以及其他活动。

4. 自由时间少了。你要给两个宝宝喂饭、洗澡、穿衣服，还要带他们出去玩儿，满足他们的不同需求，这都需要大量的时间。此外，如果一个宝宝生病，你在照顾他的同时还要照顾另一个。

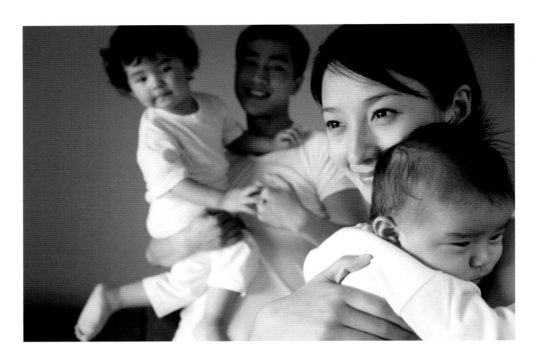

的选择。是的，育儿过程中的确存在一些通则，比如你要帮助宝宝发挥潜力，要通过做游戏建立情感纽带，要表达对宝宝的关爱，等等。然而，要实现这些目标，可以有很多种方法。某种方法可能适合一个宝宝，却不适合另一个。你姐妹的宝宝喜欢某种乐器，不代表你的宝宝也喜欢。每个孩子都有其与众不同之处，即便来自同一个家庭的宝宝也互不相同，适合大宝宝的事物可能不适合小宝宝。

和两个宝宝一起生活

至于到底要怎样照顾第二个宝宝，你必须自己拿主意。你不妨读一读当代流行的育儿理论，也可以同那些采用其他育儿方法的母亲交流一下经验。但这是你的宝宝，不是别人的，所以最终决定权掌握在你手里。无论怎么讲，你都

不会采纳让你感觉不舒服或你觉得无法落实的建议。比如，如果你的一位亲戚建议你给宝宝喂一点儿固态食物，这样宝宝能吃得比较饱，夜里能睡得香一些，而你可能认为宝宝年龄太小，不能消化固态食物，所以你不会采纳这位亲戚的建议。

在未来的岁月里，你将非常高兴地看到两个宝宝一同成长，但这个过程不是被动的，你的抚养和教育方式将会影响他们的成长，而且是影响最大的因素。对你而言，承认他们之间的个体差异并做出回应，将会是一个重大的挑战。但如果你能做到这一点，对你和你的宝宝们都是有益的。

你的两个宝宝在气质、性格、喜好、性别等方面都有可能不同。一个宝宝可能比较淡定和放松，能够冷静地处理自己遇到的事情，而另一个则可能容

易紧张和急躁，很容易就被生活中的小问题搞得心烦意乱。一个宝宝可能比较外向，对戏剧和舞蹈很感兴趣，而另一个可能喜欢宅在房间，对听音乐和读书比较感兴趣。一个可能善于学习，而另一个可能善于运动。有时候你会非常惊讶为什么两个来自同一个家庭、具有同样的家庭环境、受到同样的抚养和教育的宝宝会有如此巨大的差异，彼此之间似乎完全不同！即便两个宝宝喜欢同样的东西，他们不同的能力和性格也可能导致他们的发展出现截然不同的结果。

宝宝渴望公平而不是绝对平等

你要尽力满足宝宝的不同需求，在这个过程中，你应该遵循公平原则，而不是绝对平等原则。平等意味着两个宝宝得到的东西是一模一样的，而不管他们是否想要。比如，如果大宝宝要上钢琴课，所以你给他买了一架钢琴。这样一来，你可能会决定当小宝宝到了合适的年龄，也要给小宝宝买一架钢琴，让他也去上钢琴课，以显示自己一碗水端平，这就是平等原则的体现。然而，在这种情况下，你可以考虑给小宝宝买一套鼓乐器，让小宝宝学音乐，不必非要让他跟大宝宝一样去学弹钢琴。如果你的小宝宝对乐器不感兴趣，你可以让他去学习芭蕾舞或戏剧。这就是公平原则的体现。

然而，公平这个目标并不是任何时候都能实现的，毕竟你还要考虑很多现实因素和经济因素，但坚持公平原则是很有必要的。如果你在照顾两个宝宝时

性别差异

男孩儿与女孩儿相比，往往存在下列倾向：

• 喜欢冒险和寻求刺激；

• 愿意参与打打闹闹的游戏；

• 与人发生矛盾时，喜欢动手；

• 语言能力和独立能力培养得慢；

• 和他人一起玩耍时喜欢竞争；

• 右脑较为发达（因此空间推理能力较强）。

女孩儿与男孩儿相比，往往存在下列倾向：

• 采取行动之前先权衡一下风险；

• 喜欢安静的活动，比如猜谜语和具有创造性的游戏；

• 与别人发生矛盾和分歧时，喜欢通过说理来解决问题；

• 语言能力和膀胱控制能力（即不会尿床）掌握得较早；

• 与别人做游戏时，喜欢合作；

• 左脑较为发达（因此语言能力较强）。

明显没有做到公平，就有可能引发宝宝的抱怨，比如大多数家庭时不时地会听到宝宝抱怨说"他的比我的多"之类的话。公平原则的缺失是导致兄弟姐妹之间相互嫉妒的主要因素之一，但你也不必因此而惊慌失措，因为几乎每个家庭都会出现兄弟姐妹相互嫉妒的现象，以至于现代心理学家都将其视为正常现象了。你可以放心，不只你的宝宝，其他家庭的宝宝之间肯定也会出现矛盾。任何家庭，只要有两个宝宝，肯定会发生矛盾。

然而，宝宝之间嫉妒和矛盾的严重程度有所不同。有些家庭里宝宝之间的对立情况比较严重，而另外一些家庭则比较轻。通常来讲，这种嫉妒和矛盾可以归因于两个宝宝在性格、天赋、能力、性别，甚至出生顺序等方面的差异。虽然你尽可能不去拿两个宝宝做对比，但他们自己很可能自发地同对方做对比，其他人（比如你的朋友和亲戚）也有可能拿他们做对比。如果一个宝宝比另一个聪明或有天赋，那么他们的关系可能会受到影响。必须让每个宝宝感受到自己存在的价值，不要让他们拿自己的成就同对方做比较。

作为父母，在做重要决定时，你肯定会为宝宝的利益考虑，这是本能使然，但这并不意味着你的宝宝会喜欢你的建议。比如，你可能认为3岁的大宝宝同小宝宝一起玩儿时，可能会无意间对小宝宝造成伤害，所以不让他们两个在一起玩儿，但大宝宝可能不理解你的良苦用心。

你可能不喜欢对宝宝说"不"。在做决定时，你要有自信心，即使在反对宝宝的行为或要求时。要平衡好长远利益与眼前分歧，辨明轻重。这是父母必须承担的责任。

你会发现，有了照顾大宝宝的经验之后，在照顾小宝宝时，你可能想对之前的育儿方式做出一些调整。比如，你之前对大宝宝的睡觉时间要求得非常严格，但现在，对小宝宝却不那么严格了，因为你发现晚睡5分钟或10分钟影响并不大。再比如，你之前对大宝宝的守时观念可能要求得非常严格，但现在，对小宝宝却不那么严格了。其实，对于父母而言，育儿观念的转变没有什么问题，是很正常的，你不必因为之前

出生顺序可能会导致性格差别

大宝宝 往往倾向于寻求成年人的认可，会尽力取悦他人，但在表达自我情感时可能存在一些困难，往往容易生气。

二宝宝 往往对新的、不落俗套的事物感兴趣，喜欢充满创意的活动，而不太喜欢科学，通常具有幽默感，且偶尔会嘲讽挖苦别人一下。

三宝宝 与别人发生争执时最有可能做出妥协，往往是家里的"外交官"。

年龄最小的宝宝 往往不太尊重规则，经常挑战父母和其他试图制订规则与纪律的人。

独生子女 往往不善于和同龄人分享与合作，但这可能会随着人生阅历的增加而有所改善。

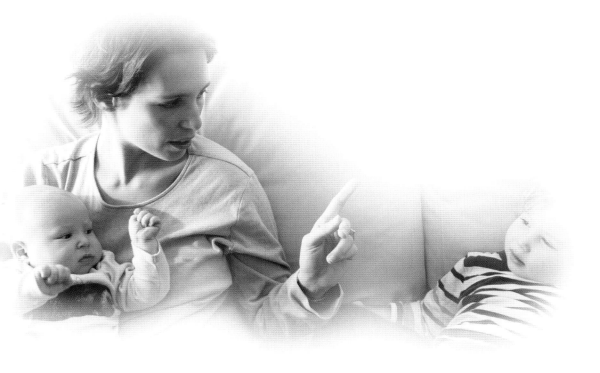

对大宝宝要求过于严格而感到内疚。你所做的都是你当时觉得最好的。即使你反思时发现当初还有其他选择，你也不必自责。能够发现新的选择是你成长的表现，表明你能够从过去的经历中总结经验。

如何应对同胞争宠问题

有时候，你发现无论自己多么努力都不会成功。在应对同胞争宠的问题上也是如此，无论你多么努力，都无法彻底解决，宝宝们经常会因为嫉妒对方而陷入争执。虽然你无法彻底解决，但你可以做好预防和控制。

对待宝宝的态度一定要认真。如果宝宝觉得你的态度不严肃，没有真正尊重他们，那么他们之间的嫉妒情绪很快就会变得更严重。要认真倾听他们的抱怨，虽然宝宝们无穷无尽的牢骚可能让

你非常心烦，你也要耐着性子认真听。最好多抽些时间同他们聊聊天儿，听听他们的心声。如果你总是忽略他们，那么他们总有一天会通过打架的方式引起你的注意。听到他们的抱怨之后，你要给他们提出一个解决问题的建议。比如，如果他们两个都想玩儿皮球，那你就组织他们轮流玩儿，一个宝宝玩儿5分钟之后，就让给另一个宝宝玩儿。

当他们年龄大一些之后，你可能会发现小宝宝总是抱怨大宝宝比自己享有更多的自由，当小宝宝长到5岁左右，这种抱怨尤其明显。但无论小宝宝是否喜欢，他都必须接受这样一个无可争辩的事实：他比大宝宝年龄小，因此大宝宝可以做很多小宝宝无法做的事，比如晚睡一会儿以及在家多承担一些责任。要向小宝宝指出年龄差距造成的影响。

你可以教宝宝如何同他人合作与

分享，这样有助于宝宝们建立积极的关系。比如，你可以为他们创造一些分享的机会。很多时候，宝宝打架是因为其中一方不愿意分享玩具。然而，随着生活阅历的增加，你的宝宝会逐渐学会分享与合作。你不必每一次都替他们做决定，你可以让其中一个宝宝分享一袋儿糖果，看看他会做出什么反应。如果有必要的话，你也可以亲自示范，教宝宝们如何合作。你可以给他们布置一项需要相互合作才能完成的家务活儿，比如你可以让他们把碗筷等餐具放到小桌

4 种方法——与爱人共同照顾宝宝

很多妈妈不愿意让别人去照顾宝宝，觉得自己在这方面更擅长，只有自己才能把宝宝照顾得最好。如果你也存在这种倾向，就要注意了，因为如果你不让你的爱人帮你给宝宝喂奶、换衣服、洗衣服和洗澡，那么你的健康以及你们的关系可能会受到影响。你可能会身心俱疲，这对你、宝宝和爱人都不好。要记住，如果你觉得你的爱人不善于照顾宝宝，那就让他多锻炼一下，他会慢慢提高的。

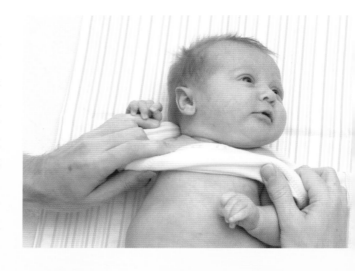

1 明确告诉你的爱人需要他做什么。不要总是抱怨自己如何累、做得如何多，要明确地告诉你的爱人帮你分担一些事情。当然，最好先问问他喜欢做什么或擅长做什么，而不要直接给他布置任务。

2 不要批评你的爱人。每个人都有自己独特的做事方法，如果你的爱人用不同的方法去照顾宝宝，你也要学着接受，不然你就给他制造了一个不再帮你分担的理由。

3 如果你的爱人某件事情做得好，记得感谢和表扬他一番。

4 给你的爱人讲一讲他不在家时发生的事。如果你的爱人由于工作或其他原因而白天不在家，那么当他回家后记得给他讲一讲两个宝宝白天都做了些什么，这样虽然你的爱人白天不在家，但他仍然会获得一种参与感。

子上。如果他们因为谁放什么而发生争执，你可以告诉他们一人放碗，一人放勺子，等等。

如何维持与爱人的关系

小宝宝的出生也会影响你和爱人的关系。其实，早在大宝宝出生时你们的关系已经发生了巨大的变化。因为在大宝宝没出生时，你们还没有宝宝，可以根据自己的需要选择生活方式与工作方式，但大宝宝出生后，突然就丧失了自由，生活重心一瞬间就转移到了宝宝身上，一切都要围着宝宝转。因此，在小宝宝出生之前，你们肯定也预料到了自己的生活会发生什么变化，可能已经做出了相应的调整。

小宝宝出生后，你们的生活会发生进一步的变化，也许这次变化没有大宝宝出生带来的变化大。房子可能显得小了，闲钱可能变得少了，你们的职业生涯可能会再一次陷于停滞，同时照顾两个宝宝可能比之前只照顾大宝宝麻烦一些。所有这些都可能会影响你们的夫妻关系。家庭压力既有可能强化你们的夫妻关系，也有可能为你们的关系制造障碍。你们在育儿方面是否能成功，会受到很多因素的影响，其中包括你们的夫妻关系是否和睦、你们的期待以及你们的应变能力。

稳定的家庭生活并不取决于你所做的一些现实安排（比如，今天晚上是你还是你爱人给宝宝洗澡、谁做晚饭等），不取决于你们的经济实力（比如，你们的经济实力是否允许你们请个保姆、经常去餐厅就餐，以及支付水电煤气费），也不取决于同家族成员的关系（比如你周末是带着宝宝看望公婆还是看望爸妈，应该邀请哪些亲戚来给宝宝庆祝生日等）。上述这些因素虽然对你们的家庭生活有一定的影响，但决定性因素是你和你的爱人是否能够坦诚地沟通交流。

作为父母，作为两个成年人，作为生命的伴侣，如果你能开诚布公地表达自己的想法和感受，那就不太可能会怨恨对方，也不太可能出现误解，你们的关系也会更加积极乐观。抽时间与对方聊聊天儿是很重要的。尽量不要过度沉迷于抚育宝宝而忘记了对方的存在。如果和伴侣的沟通排到必做事项之末尾的话，那么很有可能出现问题。相反，良好的沟通意味着大多数潜在问题在成为爆发点之前就可得到解决。

当你们发生分歧的时候

如果你和爱人对最佳的育儿方式存在分歧的话，这或许是最令人头疼的事了。你或许已经发现，育儿并不是一门精确的科学！因为无论做任何事，往往有不止一种方法，对于纪律、睡觉时间以及如何应对宝宝发脾气等问题，每个人都有自己的看法，这是不足为奇的。但是，如果家长对如何教养孩子有本质的、严重的分歧的话，那就有问题了（但请记住，在育儿问题上的小分歧是完全正常的）。

如果你和爱人经常存在观念上的差异，那么育儿方式往往会出现分歧。在每个年龄段，宝宝都需要稳定一致的生活规律和一套可预知的规则。如果你们的育儿方式经常变化，宝宝则可能不愿意遵守。如果你让宝宝这么做，而你的

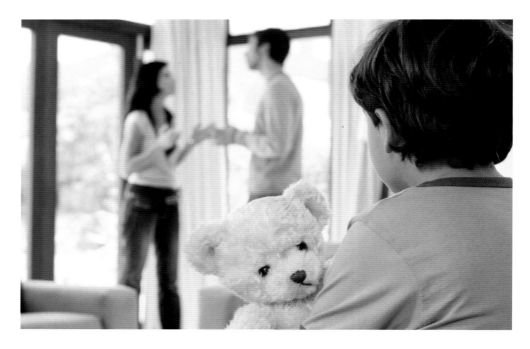

爱人让他那么做，宝宝就会无所适从，会感到困惑不已和焦躁不安。此外，严重的育儿分歧会影响家庭氛围。你感到紧张，你的爱人也是如此，不知不觉中，孩子也会神经紧张。在这样的紧张环境里，宝宝的脾气会变得暴躁。很快家里的每一个人都会变得烦躁、爱吵架。

不仅如此，宝宝还会非常聪明地发现并利用你们的分歧。一旦他在你那里吃了闭门羹，立即就会跑到爸爸那边，希望爸爸能顺从自己的想法。蹒跚学步的小宝宝只对达到自己的目标感兴趣，他会接近最有可能顺从他的家长。父母的分歧给宝宝们创造了空子，就别怪宝宝知道钻空子。基于以上原因，你和爱人都应尽快解决育儿方式的分歧。

如何解决同爱人在育儿方式上的分歧

首先，家长要协商好，不能因为在育儿方式上存在分歧而在宝宝面前争吵——这是明智和负责任的做法。宝宝是不愿看到家长吵架的。家里还需要有明确的家规和作息时间。如果你们因为是否需要在下午给小宝宝多喂一次奶而争论不休，那么会使大宝宝困惑和苦恼。

其次，彼此懂得倾听，即便可能听到不想听的。父母育儿观念的形成是多重因素综合作用的结果。比如，你想对宝宝宽容点儿，因为你就是这么长大的，对童年有美好的回忆；也可能是因为你家教很严，而你并不喜欢，所以你想用不同的方式养育自己的宝宝；也可能是因为你认为相对于专制的育儿方式，对宝宝宽容一些，他们会更加爱你。你爱人的育儿观念也是多重因素综合作用的结果。所以，你们要注意聆听彼此的想法。

你和你的爱人要抽出一些时间，坐下来讨论一下育儿问题。先讲一讲自己的想法，然后探讨一下为什么会形成这种想法。回想一下童年时期父母是怎么养育自己的。这将有助于你们深入理解现在出现分歧的原因。这是解决问题的第一步，只会让你们的关系变得更加亲密，而不是趋于分离。

既然你们已经同意不在宝宝面前解决分歧，而且也已经理解彼此为什么会争吵，那么下一步就是理智地解决分歧，避免不必要的对立。你们一起考虑不同备选方案的优缺点。坦诚相对，不要因为你自己没有提前想到就拒绝你爱人的育儿观念。要知道，你的方法并不是唯一的方法。

比如，你们因为是否应该让小宝宝自己拿勺子吃饭而发生了争执。你认为小宝宝已经长大了一些，应该鼓励他自己拿勺子，而你的爱人则认为宝宝还小，应该由大人喂，那么你们要仔细分析一下各个方法的优缺点，你们或许会发现两个方法都有各自的优点。最后，你们需要就某个解决方法达成一致意见。解决方法可能是：每一次吃饭的第一口都让宝宝自己用勺子吃，剩下的让大人来喂他，这样坚持一周。到第二周，让宝宝自己拿着勺子吃两口，然后你们再喂他，这样循序渐进地过渡到宝宝能够独立吃饭。这种方法坚持3周。在这段时间内，你们都要承诺支持这种方法，到第三周的周末，你们再评估一下是否有效。如果这种方法有效，你们应该为自己高兴；如果无效，就换一种方法，坚持几周看看效果如何。

这种以协商为基础的探索方法远远比不断的争吵有用得多。作为父母，你们应该一起努力改善关系，这样你们自己和宝宝都会感到满意，而不应该总是处于争执状态。

三好图书网
www.3hbook.net

好人·好书·好生活

我们专为您提供

健康时尚、科技新知以及**艺术鉴赏**

方面的**正版图书**。

入会方式

1.登录www.3hbook.net免费注册会员。

（为保证您在网站各种活动中的利益，请填写真实有效的个人资料）

2.填写下方的表格并邮寄给我们，即可注册成为会员。 （以上注册方式任选一种）

会员登记表

姓名：_____ 性别：_____ 年龄：____

通讯地址：_____

_____

e-mail: _____

电话：_____

希望获取图书目录的方式（任选一种）：

邮寄信件 □ 　　e-mail □

为保证您成为会员之后的利益，请填写真实有效的资料！

会员优待

·直购图书可享受优惠的折扣价

·有机会参与三好书友会线上和线下活动

·不定期接收我们的新书目录

网上活动

请访问我们的网站：

www.3hbook.net

三好图书网
www.3hbook.net

地　址：北京市西城区北三环中路6号 北京出版集团公司7018室　联系人：张薇

邮政编码：100120　电　话：（010）58572289　传　真：（010）62052315

好书热荐

家教新经典
《父亲塑造女儿的未来》
That's My Girl
How a Father's Love Protects and
Empowers His Daughter

[美] 里克·约翰逊 著

安珍 盛海霞 译

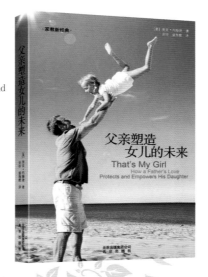

　　对待女儿，母亲细致周到的照顾纵然无可替代，但是父亲的爱和教育更加高远开阔、沉稳深刻、坚定不移，父爱不仅带给女儿快乐，更多的是对女儿情商、人生观、爱情观的深远影响。

　　父亲影响着女儿一生的各个方面，让女儿明白：女人应该如何被对待，男人该如何向女人表达健康的爱和情感。最重要的是，父亲树立了一个男人呵护女人的标准。很明显，这是一项艰巨的任务。

　　里克·约翰逊阐述了父亲该如何与自己的女儿建立起彼此都渴望的亲密关系，帮助女儿健康成长、获得内心的幸福和满足。作者用坦率、睿智、平和的语言传递着知识、经验和道理，还有一语中的的心理剖析，智慧和幽默浮现于文字间。

　　忙着挣钱的父亲们！你们给女儿真正的财富不是金钱，而是当她面对这个世界时，内心的力量和信心！

　　里克·约翰逊 美国"好父亲"组织的创始人，该组织12年来致力于帮助男性经营好家庭，与妻子、孩子共同成长，成为好男人、好丈夫、好父亲；同时也是美国和加拿大许多大型子女教育和婚姻专题会议备受欢迎的演说家。他著有多部畅销书，如《好爸爸，强儿子》《更佳伴侣是怎样炼成的》，等等。

品好书，做好人，享受好生活！

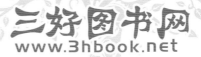

三好图书网
www.3hbook.net